Nina Hannemann
Update your Life
Das etwas andere Gesundheitsbuch

„Nicht was wir erleben, sondern wie wir empfinden was wir erleben, macht unser Schicksal aus."

Marie von Eber-Eschenbach

Nina Hannemann

Update your Life

Das etwas andere Gesundheitsbuch

Hinweis:
Dieses Buch gibt Ihnen ausgereifte, persönliche und ehrliche Informationen weiter. Die Angaben, Ratschläge und Übungen können Ihnen helfen, Aufschluss über Ihren Körper zu erhalten. Bitte beachten Sie jedoch, dass dieses Buch keine medizinischen Diagnosen oder Behandlungen ersetzt. Die Autorin weist darauf hin, dass Leserinnen und Leser selbst entscheiden und in eigener Verantwortung handeln, inwieweit Sie den Empfehlungen nachgehen. Unter Umständen sollte ein Arzt oder qualifiziertes Fachpersonal aufgesucht werden. Dieses Buch drückt die persönlichen Ansichten der Autorin aus. Eine Haftung für Schäden jeder Art werden von der Autorin mit diesem Hinweis ausgeschlossen.

Bibliografische Information der Deutschen Nationalbibliothek: Die Deutsche Nationalbibliothek verzeichnet diese Publikation in der Deutschen Nationalbibliografie; detaillierte bibliografische Daten sind im Internet über dnb.dnb.de abrufbar.

Verlag: Lafiya Verlag
Lektorat 1. Auflage: Nadja Boblik
Umschlagsgestaltung: Magicalcover

ISBN: 978-3-911499-03-3

Inhalt

Hinweis: 4
Inhalt 5
Vorwort 7
Das Haus-Prinzip 11
1. Natürliche Prozesse unseres Körpers 13
2. Unsere Psyche 24
3. Unser Bauchgefühl 38
4. Sport 58
5. Gesunde Ernährung 70
6. Schulmedizin 91
7. Medikamente 121
8. Alternative Heilmethoden 143
9. Germanische Heilkunde® 168
10. Prägungen 203
11. Allergien/Schienen 236
Zusatz: Und was jetzt? 254
Quellenverzeichnis 256
Danksagung 258

„Betrachte einmal die Dinge von einer anderen Seite, als du sie bisher sahst, denn das heißt, ein neues Leben beginnen."

Marc Aurel

Vorwort

Kennen Sie das Gefühl von ganzheitlicher Gesundheit? Morgens aufzustehen und glücklich, gesund und fit in den Tag zu starten? Wissen Sie, was ganzheitliche Gesundheit ist? Haben Sie sich schon einmal Gedanken darüber gemacht? Was gehört eigentlich alles zur ganzheitlichen Gesundheit?

Die Definition der Weltgesundheitsorganisation (WHO) lautet:
„Gesundheit ist ein Zustand völligen psychischen, physischen und sozialen Wohlbefindens und nicht nur das Fernsein von Krankheit und Gebrechen ...“

Können Sie sich etwas darunter vorstellen? Haben Sie sich schon einmal genau so gefühlt?

Wenn Ihre Antwort nein ist, dann geht es Ihnen wie mir vor ein paar Jahren.

Was ist also Gesundheit? Wie werden wir gesund und wie fördern wir unsere Gesundheit?

Was mich dann erwartet hat, war überwältigend und überfordernd zugleich. Das Thema Gesundheit umfasst so viele verschiedene Gebiete und Ansichten. Bei allen wird gesagt, dass genau dieses Produkt, dieses Medikament oder dieser Workshop das Beste sei, um gesund zu sein oder zu werden.

Das kann durchaus der Fall sein, zumindest für den Moment. Eines haben aber die meisten Experten gemeinsam: Sie schauen auf ihren eigenen Teller und nicht darüber hinaus. Sie halten ihr Produkt für das Beste oder meinen, nur dieses Medikament könne den Menschen heilen.

Was ist aber, wenn die Wahrheit genau in der Mitte von alledem liegt?

Ich habe mich auf den Weg begeben, um alles aus meinem Leben, also auch meiner Gesundheit, herauszuholen. Auf diese Reise möchte ich Sie, lieber Leser, liebe Leserin, mitnehmen.

Ich bin gelernte Radiologieassistentin. Seit meiner Ausbildung verfüge ich über medizinisches Fachwissen und weiß, wie die Schulmedizin denkt und handelt. Auf meinem Weg habe ich mir viele verschiedene Gesundheitsbücher gekauft, mich im Fitnessstudio angemeldet und unterschiedliche Ernährungsworkshops besucht.

Bei einigen meiner Beschwerden stieß die Schulmedizin an ihre Grenzen. Daher suchte ich zuerst eine Heilpraktikerin und dann eine Osteopathin auf. So bekam ich erste Einblicke in die Arbeit der alternativen Heilkunde.

Meine Osteopathin half mir in vielerlei Hinsicht, und das weckte mein Interesse an der alternativen Heilkunde. Ich las mich in die Themen Heilpraktiker:in, Osteopathie, Ayurveda und schließlich die germanische Heilkunde® ein, ja studierte alles das regelrecht. So fing ich an, über den Tellerrand der Schulmedizin zu schauen.

Wenn Sie dieses Buch lesen, werden Sie Folgendes feststellen:

Erstens, Sie bekommen einen umfangreichen Einblick in die verschiedenen Bereiche und Aspekte des Themas Gesundheit. Ich versichere Ihnen, dass Sie keine Vorkenntnisse brauchen, um die folgenden Inhalte zu verstehen.

Zweitens, Sie werden erfahren, dass der größte Heiler in Ihnen selbst steckt. Sie dürfen lernen, wie Sie mit ihm umgehen, auf welche Arten er zu Ihnen spricht und wie Sie ihm zuhören können.

Drittens werden Sie vielleicht merken, dass es nicht immer einfach ist, alle Übungen umzusetzen. Die eine oder andere Übung wird Sie womöglich sogar triggern. Wenn Sie emotional reagieren und das Verlangen verspüren, das Buch weglegen zu wollen, gehen Sie in sich und spüren Sie nach, was der Auslöser dafür ist. Letztendlich ist es Ihre Entscheidung, ob Sie weiterlesen oder nicht. Für mich ist beides in Ordnung. Ich möchte, dass es Ihnen gut geht. Vielleicht ist es auch noch nicht der richtige Zeitpunkt für dieses Buch in Ihrem Leben.

Ich möchte Sie jedoch bestärken, dranzubleiben. Ich weiß, wie stark Widerstände sein können. Aber genau diese Situation wird Sie weiterbringen, glauben Sie mir! Und ich glaube fest an Sie! Ich weiß, dass Sie es schaffen werden – mit meiner Hilfe, mit diesem Buch.

Ich möchte Sie ermutigen, aus Ihrer Komfortzone zu kommen. Sie haben dieses wunderbare Leben erhalten. Die Frage ist nur: Wie wollen Sie es verbringen? Möchten Sie es krank, jammernd und leidend oder voller Gesundheit, Liebe und Vertrauen leben?

Kennen Sie schon das Haus-Prinzip?

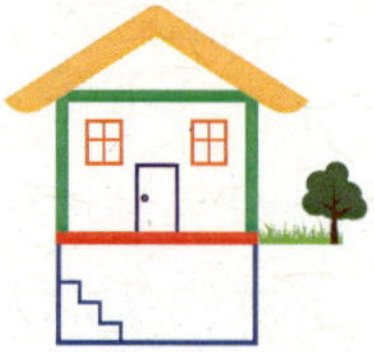

Dieses Prinzip habe ich entwickelt, um Ihnen zu veranschaulichen, wie unser ganzes Dasein funktioniert.

Stellen Sie sich ein Haus mit einem Keller, Fundament, Dach, einer Eingangstür, vielen Mauern und Fenstern vor. Das Haus ist ganz nach Ihrem Geschmack ausgestattet und hat einen wunderschönen und gepflegten Garten. Jedes dieser Elemente steht für etwas in Ihrem Leben und hat eine wichtige Funktion. Ohne das Fundament könnten Sie keine Mauern aufstellen und ohne Mauern hätten Sie kein Dach, keine Fenster und Eingangstür.

Wie bei einem Haus spielen auch die verschiedenen Elemente der Gesundheit eine große Rolle in unserem Leben. Ohne das Eine funktioniert das Andere nicht oder nur schlecht.

Ich bin davon überzeugt, dass Ihnen dieses Buch genau zum richtigen Zeitpunkt in die Hände gefallen ist. Und deshalb habe ich es geschrieben: Alles passiert aus einem bestimmten Grund.

Also bitte ich Sie, dieses Buch mit ganz viel Offenheit für Neues zu empfangen. Mir liegt Ihre Gesundheit sehr am Herzen!

Herzlichst
Ihre Nina Hannemann

Das Haus-Prinzip

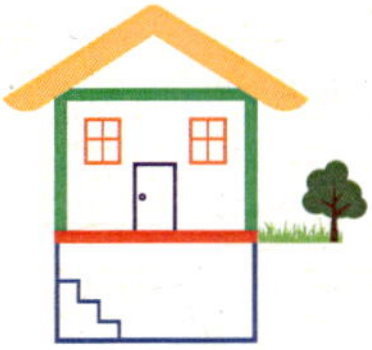

Das Fundament – natürliche Prozesse:

Die Natur ist unser Fundament zum Leben. Ohne die natürlichen Prozesse wären wir nicht lebensfähig. Jeder hat das gleiche Fundament, wenn er auf die Welt kommt.

Unsere Mauern – Psyche, Gedanken:

Unsere Psyche und Gedanken umgeben uns ständig. Diese können standfest und gut sein oder sie sind brüchig und instabil. Mauern sind dafür da, Räume voneinander zu trennen, einzuteilen. Sie können uns schützen, das Eigene bewahren und die Zugehörigkeit definieren. Jede Mauer kann ein „Wir" oder ein „Ich" bedeuten.

Unser Dach – Bauchgefühl:

Unser Bauchgefühl kann uns schützen, wenn wir darauf hören. Lecks in unserem Dach sind Momente, in denen wir unser Bauchgefühl ignorieren, also unserem Instinkt nicht folgen. Das Dach ist variabel, und je nach Art des Dachs ist das Gesamterscheinungsbild nach außen unterschiedlich. Außerdem unterstützt es die Statik des Bauwerkes. Je nach Bauchgefühl kann es isolierend gegen Kälte oder Wärme sein.

Unsere Fenster – gesunde Ernährung:

Fenster sind mit den Mauern verbunden. Wichtig ist, dass unsere Mauern intakt sind, damit die Fenster ihre

Arbeit machen können. Wenn wir uns also gesund ernähren, sind unsere Fenster dicht und die Zusammenarbeit mit den Mauern kann funktionieren. In uns ist es immer warm und gemütlich.

Unser Keller – Prägungen, Glaubenssätze:

Auf dem Keller wird alles aufgebaut. Frühere Prägungen von unseren Vorfahren können Einfluss auf unser komplettes Haus und damit unser Inneres haben.

Unsere Eingangstür– verschiedene Heilkunden:

Wir entscheiden, wen wir in unser Haus lassen, wem wir es zeigen und von wem wir uns in und um unser Haus herum helfen lassen. Sie entscheiden, welcher Heilkunde Sie vertrauen und von wem Sie sich helfen lassen.

Unser Garten – Sport:

Im Garten geht es um Spaß und Erholung. Sport tut uns in vielerlei Hinsicht gut. Der jeweilige Sport bleibt immer derselbe. Die Frage ist, wie wir uns mit ihm fühlen und vor allem, wie wir uns danach fühlen. Unser Empfinden ist entscheidend. Fühlen wir uns wohl, ist unser Garten schön. Fühlen wir uns schlecht, machen keinen Sport, wird unser Garten dementsprechend aussehen.

Kennen Sie den Spruch: „Wie innen, so außen“? Der Zustand Ihres Außen (Wohnung, Haus, Auto) spiegelt Ihr Inneres (Seele, Gedanken, Selbstwert) wider.

1. Natürliche Prozesse unseres Körpers

Das Fundament

Ich möchte Ihnen in diesem Kapitel nahebringen, was für ein geniales System unser Körper ist – ja, er ist ein richtiges Naturwunder. In diesem Zusammenhang erzähle ich Ihnen eine kleine Geschichte.

Tom und Jerry
Sie kennen sicher Tom und Jerry. Für diejenigen unter Ihnen, die es nicht kennen: Tom und Jerry ist eine Zeichentrickserie für Kinder. Tom ist eine Katze und Jerry eine Maus. Die beiden ärgern sich gegenseitig ständig. Wie es in der Natur ebenso ist, gibt es immer einen Jäger und einen Gejagten. Schauen wir uns einmal an, was in der Lunge des Gejagten vorgeht.

Tom jagt die Maus Jerry. Jerry findet ein Loch und kann flüchten. In dem Moment, wo Tom Jerry sieht und anfängt, ihn zu jagen, plustert sich Jerrys Lunge auf und die Lungenbläschen vermehren sich. Er braucht mehr Sauerstoff. Der Adrenalinspiegel steigt und Jerry bekommt Todesangst. Er rennt um sein Leben, findet das Loch und ist in Sicherheit.

Jetzt kann Jerry durchatmen. Aber was passiert in seiner Lunge? Die Lungenbläschen fangen an sich wieder abzubauen. Dabei entstehen Löcher in seiner Lunge. Um Lungengewebe wiederaufzubauen, braucht der Körper etwas länger Zeit. Die Löcher dürfen aber nicht bleiben, also werden sie mit minderwertigem

Gewebe aufgefüllt. Dieses Gewebe wird nach und nach mit Lungengewebe ersetzt. Jerry wird daraufhin husten, um das minderwertige Gewebe loszuwerden.

Wenn wir davon ausgehen, dass Jerry etwa 30 Sekunden Todesangst hatte, wird er diese Zeit auch brauchen, um sich wieder zu regenerieren. Bleibt dieser Todesangstkonflikt länger bestehen, dauert die Heilung ebenfalls länger an und die Symptome werden wesentlich schlimmer.

Wenn wir uns diesen Prozess einmal genauer anschauen und auf uns Menschen projizieren, so sehen wir, dass wir heute nicht mehr dieselben Konflikte haben wie Tom und Jerry.

Kein Löwe lauert hinter der nächsten Ecke, um uns zu fressen. Wir haben aber andere *Todesangstkonflikte*. Dazu möchte ich Ihnen eine zweite Geschichte erzählen.

Tödlicher Anblick

Eine junge, erfolgreiche Frau arbeitet rund um die Uhr. Vor kurzem ist ihr Vater an Lungenkrebs verstorben. Sie war bei ihm und hielt seine Hand, als es passierte, und musste leider mit ansehen, wie er erstickte. Auch noch lange nach seinem Tod kreisten ihre Gedanken immer wieder um diese Szene. Sie bekam die Bilder nicht aus dem Kopf. Aus diesem Grund stürzte Sie sich noch mehr in ihre Arbeit.

Zwei Monate nach dem Tod ihres Vaters ist sie total schlapp, müde und hat immer wiederkehrenden Husten. Sie ist genervt von ihrem Gesundheitszustand, kann sich kaum noch konzentrieren und geht deshalb zum Arzt, um Medikamente zu bekommen. Der Arzt untersucht sie und sagt: „Aufgrund der Familienanamnese Ihres Vaters möchte ich sichergehen und ein Röntgenbild anfertigen lassen.“ Die junge Frau bekommt Angst.

Zuhause spricht sie mit ihrem Freund darüber. Dieser ist sehr mitfühlend und redet ihr gut zu. Er sagt: „Du bist jung und es ist bestimmt alles halb so wild. Du brauchst einfach ein bisschen Ruhe. Sieh mal, du hast dir keine Pause mehr genommen, seit dein Vater gestorben ist.“

Am Folgetag geht sie zum Röntgen. Dort wird festgestellt, dass sie eine linksseitige Lungenentzündung hat. Ihr Hausarzt möchte ihr ein Antibiotikum verschreiben. Sie möchte aber keine Antibiotika, denn sie verträgt sie nicht. Stattdessen nimmt sie sich eine Auszeit. Sie regeneriert, ruht sich aus und verarbeitet nach und nach den Tod des Vaters.

Nach zwei Wochen Ruhe ist sie auf dem Weg der Besserung. Doch plötzlich bekommt sie sehr hohes Fieber und der Husten wird noch einmal schlimmer. Zwei Tage später sind alle Symptome weg und sie ist wieder gesund.

Was lernen Sie aus dieser Geschichte?
Die junge, erfolgreiche Frau musste mitansehen, wie ihr Vater erstickte. Diese Situation löste bei ihr den *Todesangstkonflikt* aus, wodurch sie eine linksseitige Lungenentzündung entwickelte. Ihr Körper verlangte nach Ruhe, war müde und schlapp, doch sie arbeitete einfach weiter. Andernfalls hätte sie sich mit dem Tod ihres Vaters auseinandersetzen müssen.

In dem Moment, als sie sich die benötigte Zeit nahm, konnte Ihr Körper vollends regenerieren. Dass sie sich gegen das Antibiotikum entschied, war in diesem Fall sehr gut, da Medikamente den Heilungsprozess entweder hinausgezögert oder gestoppt hätten. Die Heilungsphase hätte sich verlängert oder wiederholt.

In den folgenden Kapiteln werde ich Ihnen aufzeigen, in welchen Situationen es sinnvoll sein kann, Medikamente zu nehmen. Eines wird für die meisten unter Ihnen neu sein: Die Phase, in der Sie die Symptome (Husten, Schnupfen, Schmerzen und so weiter) haben, ist zu 70 % die Heilungsphase. Das ist die Phase, in dem Sie den Konflikt schon gelöst haben und Ihr Körper heilt. Das heißt, in dem Moment, als die junge Frau Symptome bekam, war ihr Körper bereits in Heilung. Diese Heilungsphasen zeigen sich auf verschiedene Weisen. Dazu später aber mehr.

Wichtig ist, dass wir lernen, auf unseren Körper zu hören, und uns klarmachen, dass uns die Natur und auch unser Körper nur Gutes wollen. Diese genialen Prozesse sind da, um uns zu heilen.

Anton Styger

In diesem Zusammenhang möchte ich Ihnen eine weitere Geschichte einer anderen jungen Frau erzählen, die Anton Styger in einem seiner Seminare erlebt hat.

Für den Fall, dass Sie Anton Styger nicht kennen: Er ist ein spiritueller Mann, der auf feinstofflicher Ebene arbeitet. Er sagt: „Wir können über unsere feinstoffliche, göttliche Seite alles erreichen.“

Die Frau war Mitte 20 und sah leider gar nicht ihrem Alter entsprechend aus. Ihre Haut war faltig und schlaff. Deshalb suchte sie Hilfe bei Herrn Styger.

Die junge Frau stellte sich ihm also vor, und er dachte sich: „Oje, wie soll ich dieser Frau helfen? Ich kann doch keine Wunder vollbringen.“ Obwohl er ein Mensch ist, der wirklich an sehr viele Dinge glaubt, die nicht mit den Augen zu sehen sind, hatte er bei ihrem Anblick Zweifel. Er wollte dieser Frau jedoch nicht die Hoffnung nehmen, wieder jung und schön auszusehen. Sie war sehr traurig, da sie noch nie einen Partner hatte. Niemand fand sie attraktiv, und ihr größter Wunsch war es, einmal zu heiraten.

Anton sprach ein Gebet mit ihr und bat ihre Hautzellen darum, ihre Arbeit wieder aufzunehmen. Er sagte zu ihr, sie solle dieses Gebet jeden Tag vor dem Spiegel zu sich selbst sprechen. Er glaubte nicht daran, dass es wirklich funktionieren würde, doch auf diese Weise wollte er ihr zumindest wieder Hoffnung geben.

Ein Jahr später kam eine hübsche junge Frau zusammen mit einem Mann zu seinem Kurs. Sie winkte ihm zu und rief schon von Weitem: „Herr Styger, Herr Styger, schauen Sie, wie ich aussehe!“ Er war total irritiert und wusste überhaupt nicht, wer diese Frau war. Sie kam auf ihn zu und sagte: „Sehen Sie, was passiert ist! Ich habe ihre Übungen jeden Tag vor dem Spiegel gemacht und ganz fest daran geglaubt! Nach einiger Zeit spürte ich auch wirklich, dass es stimmt, was Sie sagten. Ich kann wieder schön sein und meine Haut kann heilen! Schauen Sie, was passiert ist, und wie ich jetzt aussehe!“

Nach kurzer Überlegung erinnerte sich Herr Styger und sagte: „Wow, das kann nicht wahr sein! Unglaublich, dass Sie dieselbe Frau sind, die vor einem Jahr bei mir war."

Die Moral von der Geschichte ist, dass wir uns mit unseren Gedanken entweder heilen oder krank machen können. Diese Frau hatte ihre Haut nur mit der Kraft ihrer Gedanken geheilt.

Was eine wirklich unfassbare Geschichte ist. Auch ich war sprachlos, als ich sie gehört habe. Es hat mir wieder aufgezeigt, dass wir alles in unserem Leben erreichen können, wenn wir daran glauben und es aus tiefstem Herzen fühlen.

Unsere Gedanken sind stärker als jede Medizin.

Nun eine letzte Geschichte zu diesem Thema.

Als ich anfing, mich mit dem Thema Gesundheit zu beschäftigen, befasste ich mich natürlich auch mit dem Thema Ernährung. Ich stieß auf ein Buch von einem Arzt namens Dr. Michael Greger aus Amerika.

Das Buch heißt „How not to die". Dieser Arzt beschäftigt sich mit pflanzenbasierter (veganer) Ernährung. Seine Geschichte, warum er Arzt geworden ist, hat mich geprägt.

Seine Großmutter wurde mehrfach am Herzen operiert. Sie litt unter Herzinsuffizienz, hatte mehrere Herzinfarkte gehabt und deshalb viele Stents (medizinische Implantate, um Gefäße offen zu halten) eingesetzt bekommen. Irgendwann ging es ihr so schlecht, dass sie wieder ins Krankenhaus musste. Sie saß schon im Rollstuhl und die Ärzte machten ihr keine Hoffnung mehr. Sie sagten, sie könnten sie nicht mehr operieren, weil alles bereits zu vernarbt sei, und entließen die Frau zum Sterben nach Hause. Die Frau, der junge Michael und die ganze Familie waren sehr traurig.

Eines Tages sah sie fern und es wurde ein Werbespot über eine Klinik gezeigt, die versprach, innerhalb von drei Wochen Herzerkrankungen und andere Erkrankungen nur durch eine Umstellung der Ernährung zu heilen. Die Frau hatte Todesangst und war sehr verzweifelt. Diese Klinik war für sie ihre letzte Chance, um wieder auf die Beine zu kommen. Sie meldete sich dort an und wurde auch angenommen. Sie reiste durch das ganze Land zu dieser Klinik.

Im Rollstuhl wurde sie in die Klinik gefahren und erhielt eine komplette Ernährungsumstellung.

Michaels Großmutter war drei Wochen dort, hielt ihren Ernährungsplan genauso ein, wie er ihr verordnet worden war, und verließ die Klinik nach diesen drei Wochen zu Fuß. Sie war geheilt.

Der Arzt schreibt über sein tägliches Dutzend. Näheres dazu finden Sie im Kapitel „Ernährung“.

Diese Geschichte hat mein Interesse aus zweierlei Gründen geweckt. Einerseits musste die Frau aus Sicht der germanischen Heilkunde von Dr. Hamer einen Konflikt gehabt haben, den sie nie vollends geheilt hat, sonst wären die immer wiederkehrenden Herzprobleme nicht gewesen. Durch die Hilfe in der Klinik und die dadurch wiedergewonnene Lebenskraft und Hoffnung setzte sie all ihr positives Denken auf dieses Verfahren. Ich denke, das wird einer der Gründe sein, warum sie wieder genas.

Andererseits ist eine gesunde Ernährung sehr wichtig für unseren Körper. Er spricht mit uns und sagt uns, was er braucht.

Anhand dieser drei Beispiele möchte ich Ihnen aufzeigen, dass es in unserem Körper nicht um Kampf geht und nicht darum, böse Eindringlinge zu besiegen.

Jeder Prozess, jedes Symptom, jede – wie die Schulmedizin sagen würde – „Krankheit“ ist ein genialer Vorgang unseres Körpers.

Alle sinnvollen biologischen Sonderprogramme spielen sich auf drei Ebenen ab: erstens in einem Areal des Gehirns, zweitens im dazugehörigen Gewebe oder Organ, drittens sind sie immer an einen psychischen Konflikt gekoppelt. Damit ein sinnvolles biologisches Sonderprogramm startet, müssen immer folgende Faktoren vorhanden sein: hochakut-dramatisch, isolativ und auf dem falschen Fuß erwischt.

Merke: Ein Sonderprogramm findet immer gleichzeitig auf drei Ebenen statt: Gehirn, Organ und Psyche.

Das wichtigste und entscheidendste Sonderprogramm ist der sogenannte Geborgenheitskonflikt. Dieser läuft im Nierensammelrohr ab.

Stellen Sie sich vor, Sie wären in der Wüste und hätten sich verlaufen. Sie haben kaum noch etwas zu trinken und sind kurz vor dem Verdursten. Ihre Angst wächst.

Ihr Körper hat schon bei den ersten Signalen angefangen, Wasser einzulagern. Das ist ein natürlicher Überlebensmechanismus.

Natürlich befinden wir uns heute äußerst selten in genau so einer Situation. Das weiß unser Körper aber nicht, er funktioniert noch genauso wie vor 100, 200, 300 oder 1000 Jahren. Er weiß nicht, dass wir uns am Wasserhahn jederzeit einfach Wasser nehmen können. Dennoch gibt es vergleichbare Situationen, in denen unser Körper mit einem solchen natürlichen Vorgang reagiert. Wichtig ist hier zu verstehen, dass unsere Gefühlswelt, also unser Empfinden in einer Situation, dafür verantwortlich ist, welcher Konflikt passiert und wie ausgeprägt und langanhaltend er sein wird.

Die meisten von uns kennen Wassereinlagerungen in den Füßen oder am Bauch. Der Großteil der adipösen bzw. kräftigen Menschen hat Wassereinlagerungen durch einen *Flüchtlings-/Existenz- oder Alleingelassenseins-Konflikt*. Dieser kann entstehen, wenn wir uns mutterseelenallein, schlecht versorgt oder im Stich gelassen fühlen.

Wenn man das wichtigste sinnvolle biologische Sonderprogramm benennen müsste, wäre es dieses. Die Nierensammelrohre sind wirklich das bedeutendste System. Wenn dort ein aktiver Konflikt ist, hat er große Auswirkungen auf den gesamten Körper.

Ein Beispiel dafür sind Allergien. Wenn man von einer Wespe oder Mücke gestochen wird und dieser Stich sich entzündet – ganz rot und dick wird –, dann können wir davon ausgehen, dass ein aktiver Nierensammelrohrkonflikt vorliegt. Hierzu mehr im Kapitel „Allergien / Schienen“.

Ich erinnere mich noch genau daran, wie ich mich zum ersten Mal mit der germanischen Heilkunde auseinandersetzte. Ich schaute einen Film auf YouTube. Die Aha-Momente häuften sich hinsichtlich verschiedener Symptome und Krankheiten, die ich im Laufe meines Lebens schon hatte. Dadurch wuchs meine Neugier, mich immer mehr mit diesem Thema auseinanderzusetzen. Schlussendlich führte das zu diesem Buch.

Fazit:
Sie haben mit diesem Buch die Wahl, alles, was Ihnen in Ihrem Leben über Ihren Körper erzählt wurde, zu glauben, oder einen neuen und anderen Blickwinkel darauf zu bekommen. Sie haben einen ersten Einblick in dieses geniale System erhalten. Ich möchte Sie dazu einladen, aus Ihrer Komfortzone zu kommen und über den Tellerrand zu schauen.

Übungen – Reflexion

Erste Übung
Was war in diesem Kapitel neu für Sie?

Zweite Übung
Was hat dieses Kapitel emotional mit Ihnen gemacht?

Dritte Übung
Was haben Sie gelernt?

2. Unsere Psyche

Die Mauern

In diesem Kapitel sprechen wir über unsere Psyche, unsere Gedanken und welche Auswirkungen sie auf unseren Körper und unser Leben haben.

Teenager

Ich bin in einem kleinen Ort in der Nähe von Frankfurt am Main aufgewachsen. Meine Eltern haben sich kurz vor meinem zehnten Geburtstag getrennt. Daraufhin zog ich mit meiner Mutter drei Ortschaften weiter.

Früher hieß ich mit Nachnamen „Fack“. Sie können sich sicherlich vorstellen, dass dieser Name mir das Leben sehr schwer machte. Nach der Scheidung meiner Eltern – damals war ich zwölf Jahre alt – durfte ich den Mädchennamen meiner Mutter annehmen. Trotzdem war ich bei den Kids immer „die Fack“ gewesen. Und so kam es, dass ich auf der weiterführenden Schule täglich gemobbt wurde und viele junge Männer behaupteten, sie hätten mich schon im Bett gehabt, obwohl ich noch Jungfrau war.

Eine dieser Szenen wird mir nie aus dem Kopf gehen. Ich war in der Schule in der Raucher-Ecke und drei junge Männer standen wenige Meter von mir entfernt und unterhielten sich. Der Eine sagte: „Vor zwei Wochen habe ich die Fack gebumst.“ Da meinte der Andere: „Was? Vor zwei Wochen? Oh, ich hatte sie schon vor dir. “ Daraufhin lachte der Dritte und sagte: „Dann kriege ich die auch noch ins Bett." Ich war schockiert, stand regungslos da und dachte: „Die reden doch wohl nicht gerade von mir?"

Ich war teilweise so verzweifelt, dass mir immer wieder der Gedanke kam, zum Frauenarzt zu gehen, um offiziell bestätigen zu lassen, dass ich noch Jungfrau war. Damit es mir alle glaubten, wollte ich diese Bestätigung kopieren und im ganzen Ort aufhängen.

Zu diesem Zeitpunkt lebte ich bei meiner Mutter. Ich wollte nie auf diese weiterführende Schule, doch leider hatte sie mich dennoch dort angemeldet. Ich sagte ihr des Öfteren, dass ich nicht dort hingehen wollte. Aber wie das eben manchmal bei Eltern so ist, sagte sie zu mir, ich solle mich zusammenreißen, das sei doch alles gar nicht so schlimm.

In der sechsten Klasse zog ich dann zu meinem Vater. Er suchte das Gespräch mit dem Direktor. Der sagte nur: „An unserer Schule wird nicht gemobbt." Daraufhin beantragte mein Vater einen Schulwechsel und ich kam auf eine andere Schule. Dort hatte ich bereits ein paar Freunde. Sie akzeptierten mich so wie ich war. Nach und nach wurde es besser.

Ich versuchte immer, Anschluss zu bekommen, irgendwo dazuzugehören, und war dementsprechend in vielen Cliquen. Trotzdem fühlte es sich nie wirklich wie Dazugehören für mich an. Also versuchte ich, jedem zu gefallen und allen gerecht zu werden. Schlussendlich war ich immer diejenige, die angeblich irgendetwas angestellt haben sollte und gemobbt wurde. Ich wurde insgesamt dreimal zusammengeschlagen, während die restliche Clique darum herumstand und nur zusah.

Die schlimmste Szene, an die ich mich erinnere, passierte im Jugendzentrum. Ich war zu diesem Zeitpunkt frisch von einem jungen Mann getrennt, dessen Eltern taubstumm waren. Ein anderes Mädchen aus dem Jugendzentrum stand auf ihn. Das wusste ich nicht. Sie war sauer und eifersüchtig.

Das Ganze eskalierte schon vor Ort. Ich wollte nach Hause und ging mit meiner damaligen besten Freundin Richtung Bahnhof. Wir sahen von Weitem, dass uns mehrere Jugendliche folgten. Also beeilten wir uns. Als wir am Bahnhof ankamen, holten uns die ganzen Teenager vom Jugendzentrum ein. Ich kann Ihnen nicht mehr sagen, wie viele es genau waren, für mich waren es gefühlt 30 Leute, es können aber auch 20 gewesen sein. Jedenfalls war es eine große Menschenmenge, es war unglaublich.

Statt mir zu helfen, stellte sich meine „beste Freundin" auf die Seite der anderen. Ich bekam ein paar Schläge ins Gesicht. Ich wehrte mich nicht, sondern ließ alles über mich ergehen. Ich wusste, dass der Zug gleich kommen würde.

Diese Situation passierte mir das dritte Mal, deshalb reagierte ich ganz kalt, auch wenn ich zusätzlich sehr schockiert darüber war, dass sich meine beste Freundin gegen mich gewandt hatte.

Schwangerschaft

Mit vierzehn Jahren wurde ich schwanger, natürlich ungewollt. Sie können sich bestimmt vorstellen, dass meine Eltern, vor allem meine Mutter, nicht begeistert waren. Zu diesem Zeitpunkt hasste ich mein Leben, besonders nach diesen ganzen Ereignissen. Ich sah keinen Sinn mehr darin. Mein Alltag bestand aus Schule schwänzen und irgendwo abhängen.

Als ich dann schwanger wurde, war die große Frage, ob ich das Kind behalten oder es abtreiben wollte. Der Frauenarzt drückte mir damals direkt die Abtreibungspapiere in die Hand. Meine Mutter war ebenfalls davon überzeugt, dass ich abtreiben sollte. Ich beschäftigte mich damit. An jedem dieser Tage, an denen ich über eine Abtreibung nachdachte, träumte ich nachts, wie ich mein Kind tötete. Also stand schnell für mich fest, dass ich dieses Kind bekommen wollte. Ich sah dadurch wieder einen Sinn im Leben, hatte einen Grund, es wieder auf die Reihe zu bekommen. Ich hatte wieder etwas, wofür es sich zu kämpfen lohnte.

Ich weiß heute, dass das kein optimaler Grund ist, ein Kind zu bekommen. Für mein vierzehnjähriges Ich war es aber der richtige Grund. Je mehr Leute zu mir sagten „Treib ab“, desto mehr wusste ich, dass ich dieses Kind bekommen wollte. Es motivierte mich. Ich wollte allen zeigen, dass ich es schaffen konnte.

Mein Sohn ist heute 16 Jahre alt. Ich kann jetzt nachvollziehen, wie schwer es für meine Mutter gewesen sein musste, zu akzeptieren, dass ich mich für ihn entschied. Und egal, wie sehr sie mich verletzt hat, kann ich heute sagen, dass ich ihr alles verziehen habe. Nicht nur für sie, sondern in erster Linie für mich! Ich weiß auch, dass sie immer ihr Bestes gegeben hat. Wir Eltern geben nämlich immer unser Bestes und wollen unseren Kindern nicht absichtlich wehtun!

Ich bin 31 Jahre alt, habe ein eigenes Haus, meine Ausbildung sehr gut abgeschlossen und bin in meinem Job anerkannt. Mein Sohn ist ein wunderbares Kind. Ich weiß, jedes Elternteil sagt das. Er ist wirklich ein großartiger junger Mann. Er ist ein Menschenversteher, sehr feinfühlig und sensibel. Oft weiß er schon, dass es mir schlecht geht, bevor ich etwas sage. Dann fragt er schon: „Mama, was ist los?“

„Du kannst nicht ändern, wie andere Menschen dich behandeln oder was sie über dich sagen. Alles, was du verändern kannst, ist deine Reaktion darauf.“
Mahatma Gandhi

Was ich Ihnen damit sagen möchte, ist: Jeder hat sein Leben selbst in der Hand. Wenn andere Menschen schlecht über uns reden, haben wir immer die Entscheidung, wie wir damit umgehen wollen. Wenn jemand uns anmeckert, sind nicht wir das Problem, sondern der, der meckert hat ein Problem. Das sollte uns klar werden, und auch in Stresssituationen können wir immer entscheiden, wie wir damit umgehen wollen.

Dazu gibt es noch eine Geschichte, die ich Ihnen gerne erzählen möchte. Sie handelt davon, wie eine Entscheidung oder ein Gedanke auch körperliche Auswirkung haben kann.

Entscheidungen

Anfang 2018 meldete ich mich im Fitnessstudio an. Mein Hauptgrund dafür waren starke Rückenschmerzen.

Ich unterhielt mich mit dem Trainer und schilderte meine Probleme. Er sagte: „Du hast Glück, diese Woche kommt ein Chiropraktiker hierher. Möchtest du einen Termin bei ihm? Ich kann gerne nachfragen, ob er noch einen frei hat.“ Ich hatte große Schmerzen und nahm jede Hilfe an. Der Trainer schwärmte von dem Chiropraktiker. Er erzählte mir, dass seine Skoliose durch die Behandlung weggegangen war. Seitdem sei er schmerzfrei.

Bei dem Termin knackte es an allen Ecken und Enden. Danach konnte ich endlich wieder durchatmen. Mein Problem waren nicht nur die Rückenschmerzen, sondern auch Schmerzen um den Rippenbogen herum. Ich konnte in manchen Situationen gar nicht richtig einatmen. Nach dieser einen Behandlung war ich eineinhalb Jahre lang beschwerdefrei. Ich vertraute dem Trainer und glaubte an die Fähigkeiten des Chiropraktikers.

Dann fingen die Symptome wieder an. Ich fragte im Fitnessstudio nach, ob der Chiropraktiker bald wiederkommen würde. Der Trainer verneinte dies, erzählte mir aber, dass er seine Praxis in Frankfurt am Main hätte. Das waren etwa zwei Stunden Autofahrt. Deshalb suchte ich erstmal eine Osteopathin auf.

Diese konnte mir für den Moment helfen. Sie erzählte mir, dass Chiropraktik gar nicht so gut wäre. Wenn man sich einmal einrenken ließe, sei das in Ordnung, aber von Wiederholungen riete sie ab. Mit dieser Aussage machte sie meinen Glauben, dass der Chiropraktiker meine Schmerzen lindern könne, zunichte. Dies wurde mir aber erst im Nachhinein bewusst.

Ein paar Wochen nach der Behandlung der Osteopathin verschaffte ich mir einen Termin beim Chiropraktiker. Meine Schmerzen wurden nämlich nicht besser. Ich war mir sicher, dass es wieder helfen würde.

Nach der Behandlung merkte ich, dass sich alles anders anfühlte als beim letzten Mal. Meine Symptome wurden nicht besser. Der Termin war umsonst gewesen.

Ich erzähle Ihnen diese Geschichte, weil unser Glaube an etwas viel wirksamer ist als der eigentliche Prozess. Unsere Gedanken sind viel stärker als jede Medizin. Diese kann uns teilweise nur helfen, weil wir daran glauben, dass sie uns hilft.

„Das Leben ist das Produkt unserer Gedanken.“
Marc Aurel

Dieses Zitat bringt es genau auf den Punkt.

Ich möchte Ihnen eine dritte und letzte Geschichte zu diesem Thema erzählen.

Dankbarkeitsstein

Sie handelt von einem Lehrer aus Amerika. In seinem Leben ging alles schief. Es ging alles den Bach hinunter und er hatte große familiäre Probleme. Eines Tages machte er einen Spaziergang und fand einen Stein. Er steckte ihn in seine Hosentasche und beschloss, immer, wenn er diesen Stein anfasste, für etwas dankbar zu sein.

Jeden Morgen nach dem Aufstehen nahm er den Stein vom Nachttisch und bedankte sich für all die Dinge in seinem Leben. Danach steckte er ihn in seine Hosentasche. Jedes Mal, wenn er den Stein berührte, dachte er wieder an etwas, wofür er dankbar war.

Eines Tages lernte er einen Südafrikaner kennen. Er lud ihn zu sich nach Hause ein. Vor der Tür holte der Amerikaner seinen Schlüssel aus der Hosentasche und der Stein fiel dem Afrikaner vor die Füße. Daraufhin fragte der: „Was ist das denn?“ Der Amerikaner erklärte ihm, was es mit dem Stein auf sich hatte. Da antwortete der Afrikaner: „Ah, das ist der Stein der Dankbarkeit.“ Dem Amerikaner gefiel der neue Name für den Stein.

Zwei Wochen später bekam der Amerikaner eine E-Mail vom Afrikaner. Er erzählte, dass sein Sohn todkrank sei, und fragte ihn, ob er ihm drei Steine der Dankbarkeit zusenden könne. Der Amerikaner war ganz verblüfft und dachte darüber nach, dass sein Stein doch nur ein gewöhnlicher Stein war. Er wollte seinem neuen Freund trotzdem helfen und ihm nicht die Hoffnung nehmen.

Eines Mittags ging er los und sammelte die drei schönsten Steine, die er finden konnte. Diese schickte er dem Afrikaner. Nach ein paar Monaten bekam er wieder eine E-Mail. Der Afrikaner bedankte sich bei ihm. Er erzählte ihm, dass sein Sohn wieder gesund sei. Außerdem schrieb er, dass die Leute aus dem Dorf das mit den Steinen mitbekommen hätten, und plötzlich wollten alle solche Steine. Der Afrikaner ging also los und sammelte mit seiner Familie um die 1000 Steine. Diese verkaufte er für je zehn Dollar. So konnte er seine Familie gut ernähren und zusätzlich auch noch etwas spenden.

Diese Geschichte zeigt, dass die Haltung der Dankbarkeit eine starke Wirkung auf unser Leben hat. Wir können dankbar für die Menschen in unserem Leben sein, für alles, was wir erfahren dürfen, und vor allem für die negativen Dinge, denn aus diesen lernen und wachsen wir am meisten. Wenn wir die negativen Dinge in positive umwandeln, widerfährt uns nur Gutes.

„Leb dein Leben wie ein Surfer. Ein Surfer der treibt im Meer, der wartet, bis dass die Welle kommt. Dann hüpft er auf die Welle auf, reitet sie so lange wie es geht. Und wenn er dann runterfällt, ist er auch nicht frustriert, weil die nächste Welle kommt wieder bestimmt. Dann hüpft er wieder darauf und reitet sie wieder so lange wie es geht. Und genau das kann man auf sein Leben übertragen. Wenn eine gute Phase kommt, dann spring auf, nutz die gute Phase so lange aus wie es geht und wenn dann wieder eine schlechte Phase kommt, dann sei nicht traurig, weil die nächste gute Phase die kommt wieder. Und dann nutze die nächste wieder aus so lange wie es geht."

Sandra Hesch

Ein kleiner Gedankenanstoß: Versuchen Sie einmal einen negativen Satz in einen positiven umzuwandeln. Statt „Ich möchte NICHT mehr krank sein" sagen Sie: „Ich bin und bleibe gesund."

Negationen werden vom Universum nicht gehört. Außerdem haben wir kein Bild dazu im Kopf. Wenn ich sage: „Denken Sie nicht an ein grünes Auto", woran denken Sie? Natürlich, an ein grünes Auto!

Beispiele für Negationen: nicht, kein, nie, niemand, niemals, nirgendwo, nimmer, keinesfalls, keineswegs, ...

Aus diesem Grund ist es wichtig, dass wir Sachen positiv formulieren. Wenn wir jeden Tag daran denken, was alles Negatives passieren könnte, wird uns genau das widerfahren. Sie ziehen genau das an, was sie vermeiden wollen.

Wenn Sie jeden Tag mit dem Gedanken zum Briefkasten gehen: „Ich möchte keine Rechnung im Briefkasten haben", sagt sich das Universum: „Hey, super! Du möchtest Rechnungen? Okay, hier sind sie."

„Denn sie säen Wind und werden Sturm ernten."
Bibel, Hosea 8, Vers 7

Was sagt uns dieser Bibelvers? Alles, was Sie säen, ernten Sie. Säen Sie Positivität, ernten Sie Positivität.

Ich weiß, es ist nicht einfach, und es erfordert Übung. Vor allem, wenn Sie gerade das Gefühl haben, dass alles gegen Sie läuft. Ich denke, alles, was in unserem Leben passiert, hat seinen Sinn und erfüllt einen Zweck. Ich bin der festen Überzeugung, dass nichts dem Zufall überlassen ist, sondern alles seine Richtigkeit hat. Alles kommt zur rechten Zeit zu uns. Und so kann ich in Dankbarkeit leben.

Fazit

Sie haben in diesem Kapitel gelernt, wie wichtig es ist, seine Gedanken und seine Psyche bewusst zu nutzen. Die Vergangenheit kann Sie prägen, es liegt aber an

Ihnen, was Sie daraus machen. Stecken Sie den Kopf in den Sand oder steigen Sie als Schmetterling empor?

Positive Formulierungen und gute Gedanken sind wichtig für ein glückliches und erfolgreiches Leben. Wer dankbar durchs Leben geht, ist für alles gewappnet. Alles hat seinen Sinn im Leben. Denken Sie an den Surfer und reiten Sie jede Welle, egal, wie hoch sie ist und wie tief Sie fallen werden.

Übungen - Reflexion

Erste Übung

Dankbarkeitsübung

Hier habe ich zwei Varianten für Sie:

1. Variante:

Für diese Übung können Sie sich entweder einen Stein oder einen anderen Gegenstand aussuchen.

Diesen Gegenstand führen Sie immer bei sich. Jedes Mal, wenn Sie den Stein berühren, halten Sie kurz inne und bedanken sich still für eine Sache.

2. Variante:

Jeden Morgen, bevor Sie aufstehen, bedanken Sie sich für drei Dinge in Ihrem Leben. Am Abend vor dem Einschlafen bedanken Sie sich für drei Dinge, die an diesem Tag passiert sind. So schlafen Sie mit einem positiven Gefühl ein. Ihr Schlaf wird entspannter werden.

Zweite Übung

Umdenken lernen

In der nächsten Situation, in der Sie gestresst sind oder sich aufregen, halten Sie kurz inne. Atmen Sie dreimal tief durch. Sie können dabei auch die Augen schließen. Und dann überlegen Sie sich einmal, was gerade passiert ist.

Fragen Sie sich: „Warum bin ich so aufgeregt oder gestresst? Ändert mein Verhalten diese Situation?“

Wenn Ihre Antwort darauf Nein lautet, dann schauen Sie, wie Sie diese Situation positiv für sich umformulieren können.

Ein Beispiel:
Ihr Chef kommt zu Ihnen und meckert Sie an, weil etwas nicht schnell genug ging oder weil etwas schiefgelaufen ist. Sie fühlen sich persönlich angegriffen, weil Sie immer Ihr Bestes geben und das nie anerkannt wird. Diese Situation nimmt Sie richtig mit. Sie ärgern sich Stunden später noch darüber.

Wenn Sie sich diese Situation einmal anschauen, liegt es nicht an Ihnen, wenn Ihr Chef meckert. Er ist derjenige, der mault, also hat auch er das Problem. Er hatte die Wahl, Sie in einem freundlichen Ton darauf hinzuweisen oder Sie zu tadeln, und er entschied sich für Letzteres. Jetzt liegt es bei Ihnen, wie Sie darauf reagieren wollen.

Wenn Sie sich klar darüber werden, dass das Problem beim Meckernden liegt, wird das Ihr Leben erleichtern. Stellen Sie sich selbst zufrieden und nicht die anderen.

Dritte Übung
<u>Spiegelübung</u>

Eines vorneweg: Die Überwindung ist am Anfang groß. Sie werden sich wahrscheinlich lächerlich vorkommen.

Bei dieser Übung ist es wichtig, sie jeden Tag durchzuführen. Schauen sie sich dabei tief in die Augen. Lieben Sie alles an Ihnen. Erst recht die Makel. Ich versichere Ihnen, nach einer gewissen Zeit, wird es zur Gewohnheit und Normalität werden. Seit ich diese Übung mache, habe ich eine unglaubliche Ausstrahlung und bekomme sehr viel positives Feedback. Deshalb lege ich ihnen diese Übung ans Herz.

Sie stellen sich nackt vor den Spiegel, schauen Sie sich an und sagen Sie laut folgende Texte:

1. „Ich danke dir, Körper, dass du so eine schöne Hülle für meine Seele bist. Danke, dass ich in dir leben darf. Du bist stark, schön und gefällst mir, wie du bist. Du und ich bleiben gesund bis zur letzten Stund."

2. „Nina (Ihr Name), du bist wunderbar. Nina, ich liebe dich aus tiefstem Herzen. Nina, du bist ein genialer, liebenswerter und wunderbarer Mensch. Ich wünsche dir einen wunderschönen Tag."
3. „Ich bin reich. Ich bin gesegnet. Ich bekomme tausende Geschenke, jeden Tag."

Ich habe alle drei Texte an meinem Spiegel hängen.
Sie haben die Wahl. Entweder, Sie machen weiter wie bisher. Dann, das versichere ich Ihnen, wird sich nichts in Ihrem Leben ändern. Oder Sie entschließen sich jetzt, ihr Leben zu verändern und beschenken sich mindestens die nächsten 30 Tage mit diesen Übungen.

3. Unser Bauchgefühl

Das Dach

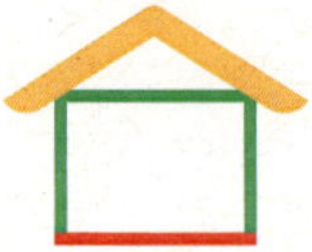

In diesem Kapitel möchte ich Ihnen verdeutlichen, wie wichtig es ist, auf seinen Bauch zu hören. Dazu erzähle ich Ihnen eine Geschichte.

Bilderbuch-Beziehung

Ich war vor einigen Jahren mit einem jungen Mann zusammen, den ich in einer Diskothek kennengelernt hatte. Diese Partnerschaft war von Anfang an eine Bilderbuch-Beziehung. Hätten Sie mich damals gefragt, hätte ich Ihnen geantwortet, dass ich diesen Mann heiraten und bis zu meinem Lebensende mit ihm zusammen sein werde. Er liebte mich wirklich und trug mich auf Händen. Wir waren ein richtig gutes Team. Es war alles perfekt.

Nach etwa zwei Jahren fing er an, sich zu verändern. Ich war der Auslöser dafür. In meiner Ausbildung fing das praktische Jahr an und ich hatte nicht mehr so viel Zeit, mit ihm tagsüber zu schreiben. Scheinbar hatte er ein Problem mit Eifersucht. Er bekam Angst, mich zu verlieren, und verhielt sich dementsprechend launisch und unfair mir gegenüber.

Nach ganz vielen Streits rund um das Thema Eifersucht und warum ich nicht mehr so viel schrieb, dachte ich mehrfach darüber nach, mich zu trennen. Wir hatten uns aber zu dem Zeitpunkt schon entschieden, nach meiner Ausbildung zusammen wegzuziehen.

Aufgrund dieser Pläne sagte ich mir: „Nein, ich kann die Partnerschaft nicht hinschmeißen, ich möchte weiter dafür kämpfen.“

Gesagt, getan. Wir bewarben uns bei Betrieben in der Nähe meines Opas und erhielten beide Jobangebote. Der ursprüngliche Plan war, dass ich Teilzeit arbeiten gehen würde, damit ich endlich mehr Zeit mit meinem Sohn verbringen konnte. Leider bekam mein damaliger Partner keine Vollzeitstelle angeboten. Ich aber schon. Also beschlossen wir, dass wir erstmal diese beiden Jobs annehmen wollten und er sich noch einen Nebenjob suchen würde, damit ich meine Stundenzahl verringern konnte.

Leider kam es nie dazu. Dies war immer wieder ein großes Streitthema. Wir lebten hauptsächlich von meinem Geld. Wir entfernten uns immer weiter voneinander und hatten immer mehr Gründe, uns zu streiten. Wir fanden keine Lösung dafür.

Ich war völlig überarbeitet, weil ich einen Dienst nach dem anderen schob. Zwar wechselte ich zwischenzeitlich den Job und hatte somit weniger Fahrtstrecke zum Arbeitsplatz, trotzdem lagen meine Nerven mit Kind, Mann und den vielen Diensten, um genug Geld nach Hause zu bringen, blank. Zu dieser Zeit war es das einzige Mal, dass ich über 55 Kilogramm wog. Ich war schon immer ein schlanker Mensch, und in Stresssituationen aß ich normalerweise nichts. Trotzdem nahm ich damals immer weiter zu. Am Ende der Beziehung wog ich 64 Kilogramm. Im Nachhinein stellte sich mir die Frage: Wie konnte es sein, dass ich so viel zugenommen hatte, obwohl ich so wenig aß?

Als ich die Germanische Heilkunde® von Dr. Hamer kennenlernte, lag die Antwort bald auf der Hand. Ich habe Ihnen bereits im ersten Kapitel schon vom Nierensammelrohr erzählt. Wenn man DAS wichtigste Sonderprogramm benennen müsste, wäre es dieses. Was war in diesem Fall also bei mir passiert?

Ich hatte meinen sicheren Hafen verloren, fühlte mich alleingelassen. Ich mochte es lieber, auf der Arbeit zu sein, als zu Hause. Ich hatte niemanden, mit dem ich über meine Probleme sprechen konnte (Isolativ).

Wir waren gerade erst umgezogen, daher kannte ich hier noch niemanden, und dadurch, dass ich immer für meine Familie und meine Ausbildung gelebt hatte, gab es auch keine alten Freunde, mit denen ich hätte reden können. Somit war ich mit allem allein.

Schauen wir uns an, was in solchen Momenten in den Nierensammelrohren passiert:

Normalerweise werden jeden Tag 180 bis 200 Liter Primärharn gebildet. 80 bis 90 % davon werden über die Nierenkanälchen wieder aufgenommen. Die Nierenkanälchen gehören zum Nierengrundgewebe. In den Nierensammelroheren wird dem Harn weiter Wasser entzogen, weswegen nur noch 1 % Primärharn übrig bleibt. Diese 1 % entsprechen in etwa 1,5 Liter Harn, den wir ausscheiden. Doch bei mir kam es zum *Existenzkonflikt*, von dem ich Ihnen bereits erzählt habe.

Das heißt, mein Körper dachte, dass ich Reserven aufbauen müsste, um diese Situation länger aushalten zu können. Somit wurden nur noch 0,5 % Flüssigkeit ausgeschieden. Das rückresorbierte Wasser wurde am Bauch, Armen und Beinen eingelagert.

Eine solche Zunahme hat definitiv nichts mit falscher Ernährung zu tun. Dr. Hamer behauptet sogar, dass 90 % der Übergewichtigen genau an diesem Konflikt leiden. Deshalb ist es oft so, dass die Leute schon anfangen abzunehmen, wenn sie zum Arzt gehen und sich Hilfe holen. Der Arzt schenkt ihnen Aufmerksamkeit, hört ihnen zu, versteht sie und sie fühlen sich geborgener. Sie sind nicht mehr allein.

Ähnliche Reaktionen haben Menschen auch bei Ernährungsberatungen oder wenn sie sich im Fitnessstudio anmelden. Dort ist jemand, der zuhört und ihnen hilft. Mittlerweile gibt es viele verschiedene Möglichkeiten um abzunehmen.

Im Kern geht es bei diesem *Flüchtlings-/Existenz- oder Alleingelassenseins-Konflikt* um das Urvertrauen, bedingungslose Geborgenheit und Liebe. Wenn der Konflikt vorbei ist und in Heilung geht, behält der Körper weniger ein und scheidet mehr aus. Das heißt, etwa 4 % Flüssigkeit werden ausgeschieden und die Wassereinlagerungen gehen zurück. Sie rennen ständig auf die Toilette. Das ist einer der Hauptgründe, warum Diäten nicht funktionieren, zumindest nicht auf lange Sicht.

Bei den meisten Diäten wird sich am Anfang um die Person an sich gekümmert, der erste Effekt der Geborgenheit tritt ein und sie nimmt erst einmal ab. Dann passiert es ganz oft, dass die abnehmende Person an einen Punkt kommt, ab dem sie nicht mehr weiter abnehmen kann, weil sie dann auf sich gestellt ist. Sie soll nun selbst Kalorien zählen, wissen, welche Nahrung gesund ist, allein Sport treiben und so weiter. Natürlich kann man auch durch Schwitzen und Hungern abnehmen, aber in erster Linie ist der oben genannte Konflikt für das Abnehmen verantwortlich.

Dieses Sonderprogramm ist deshalb so wichtig, weil durch einen aktiven Nierensammelrohrkonflikt alle Schwellungen größer werden. Aber was heißt das jetzt für unseren Körper? Bei jedem Konflikt läuft das Sonderprogramm auf drei Ebenen ab. Der Psyche, dem Gehirn und dem Organ/Gewebe. Im Gehirn ist immer ein Areal/Bereich betroffen. Haben wir einen Konflikt gelöst und gehen in Heilung, wird im ersten Teil der Reparaturphase in dem Gehirnareal Wasser eingelagert, auch Ödem genannt. Dies kann sehr schmerzhaft sein. Je mehr Wasser der Körper eingelagert hat, desto schlimmer wird auch die Reparaturphase für den Gehirnbereich.

Erinnern Sie sich an das Beispiel mit dem Mückenstich im ersten Kapitel? Durch einen *Flüchtlings-/Existenz- oder Alleingelassenseins-Konflikt* schwillt die Stelle viel stärker an als gewöhnlich. Auslöser ist das gleichzeitige Auftreten eines aktiven Nierensammelrohrkonflikts mit einem weiteren sinnvollen biologischen Sonderprogramm, auch Syndrom genannt.

Dieses Problem finden wir vor allem bei Menschen, die im Krankenhaus liegen. Meist werden sie dort noch kränker, weil sich niemand richtig um sie kümmern kann. Dadurch geraten sie in einen *Flüchtlings-/Existenz- oder Alleingelassenseins-Konflikt.* Ihr Körper lagert Wasser ein und jegliche Schwellungen werden größer.

Mit dieser Geschichte möchte ich Ihnen aufzeigen, wie wichtig es ist, auf Ihr Bauchgefühl zu hören. Mein Bauchgefühl schlug zu diesem Zeitpunkt mehrfach Alarm und sagte mir immer wieder: „Trenn dich, du kriegst das auch allein hin.“ Ich wollte aber nicht darauf hören. Mein Kopf dagegen sagte immer. „Nein, du kannst doch die Beziehung nicht einfach wegschmeißen, du musst dafür kämpfen.“ Eben diese typischen Dinge, die wir über Jahre von Familie und Freunden eingebläut bekommen. Sie können aber nichts dafür. Ihnen wurde es ebenfalls von ihrer Geburt an so beigebracht.

Derjenige, der am meisten unter der Beziehung gelitten hat, war mein Sohn. Ihn habe ich während dieser Partnerschaft teilweise verloren. Wir hatten vorher eine so enge Bindung, die wir danach erst wiederaufbauen mussten. Auch deshalb ist mir diese Geschichte so wichtig. Lernen Sie, auf Ihr Bauchgefühl zu hören. Spüren Sie hin, was für Sie und für Ihr Kind das Beste ist.

Brustbeinbeschwerden

Vor ein paar Jahren verstarb mein Opa. Sein letzter Wunsch war es, dass sein Haus in unserer Familie bleibt. Nach seinem Tod entschied ich, sein Haus meinem Onkel abzukaufen. Mit diesem Kauf ging der Umbaustress los. Wir hatten drei Monate Zeit, das Haus leerzuräumen, zu renovieren und sanieren. Jeder Tag war ein Marathon. Arbeiten, Termine und Baustelle bis in die Nacht. Ich habe mir keine Zeit genommen, um zu trauern.

Nach dem Einzug bekam ich immer wieder Schmerzen im Brustbein und Rippenbereich. Der Schmerz wurde immer schlimmer. Ich konnte nicht mehr arbeiten gehen und auf der Baustelle helfen. Um herauszufinden, woher die Schmerzen kamen, ließ ich ein MRT machen. Es zeigte, dass ich eine Entzündung im Brustbein hatte. Damit fing der Ärztemarathon an.

Mein Hausarzt schrieb mich krank und verordnete mir Ruhe und Schmerzmittel. Meine erste Vermutung war, dass ich eine Lungenentzündung verschleppt hatte. Etwa ein halbes Jahr, bevor die Schmerzen anfingen, hatte ich eine atypische Lungenentzündung gehabt. Atypisch heißt, abweichend von der Norm. Ich hatte kein Fieber oder Schüttelfrost. Zu diesem Zeitpunkt vertraute ich der Schulmedizin blind. Ich bekam Antibiotika verschrieben, doch das brachte nichts. Egal, wie hoch dosiert die Medikamente waren, die Schmerzen blieben. Familie, Freunde und Kollegen dachten, dass ich mich überarbeitet hätte. Deshalb reduzierte ich meine körperlichen Tätigkeiten auf das Mindeste.

Nach Monaten hielt ich die Schmerzen nicht mehr aus und fuhr ins Krankenhaus. Dort wurde ich stationär aufgenommen. Es wurden ein Skelettszintigramm und noch einmal ein MRT gemacht. Dieses Mal mit Kontrastmittel. Akute Entzündungen lassen sich so besser darstellen. Die Entzündung war weiterhin zu sehen und ich bekam die Verdachtsdiagnose Tietze-Syndrom. Keiner der Ärzte hatte eine Idee, woher das kommen könnte. Die Chefärztin verschrieb mir Kortison. Anfangs war es sehr hoch dosiert und die Schmerzen wurden erträglicher. Nach dem Reduzieren des Kortisons wurden die Schmerzen jedoch wieder schlimmer.

In Kapitel 2 erzählte ich Ihnen von meiner Osteopathin. In meiner Verzweiflung suchte ich sie erneut auf. Sie verlangte einen „Lebenslauf" meiner Krankengeschichte und auch der Verhütungsmittel, die ich verwendete. Nachdem sie sich das alles angeschaut hatte, war sie der festen Überzeugung, dass die ganzen Hormone, welche ich in meinem Leben zu mir genommen hatte, die Ursache sein mussten.

Ich hatte jahrelang mit einer Hormonspirale verhütet. Die Osteopathin sagte, dass diese für meinen Körperbau zu hoch dosiert wäre und mein Lymphsystem verstopft sei. Sie machte eine Lymphdrainage und setzte mir Akupunkturnadeln. Die Schmerzen wurden besser und waren Tage später vollständig weg. In diesem Moment war ich davon überzeugt, dass sie mein Problem herausgefunden und gelöst hatte.

Doch ein paar Monate später fingen die Symptome wieder an, und das, obwohl ich keine Hormone mehr zu mir nahm. So schnell wie die Symptome kamen, waren sie auch wieder weg. Ich war froh darüber und machte mir keine weiteren Gedanken mehr darüber. Erst, als ich die Germanische Heilkunde® kennenlernte, klärte sich alles für mich auf.

Brustbein- und Rippenschmerzen sind Symptome eines lokalen *Abwertungskonflikts* oder *Unfähigkeitskonflikts*. Das heißt zum Beispiel, jemand wird nicht mehr umarmt oder jemand kann jemanden nicht mehr umarmen. Außerdem kann es auch ein *Schönheitskonflikt* sein, wenn jemand sich im Bereich des Dekolletés nicht mehr wohlfühlt.

Im Nachhinein betrachtet waren mehrere Faktoren der Grund für die Schmerzen. Deshalb waren diese auch so stark und hielten so lange an. Ich hatte die Symptome etwa neun Monate lang.

Schauen wir uns die Situation einmal genauer an.

Mein Opa starb im Krankenhaus. Er hatte einen Krankenhauskeim (MRSA) im Rachen und wir durften ihn zwar noch einmal sehen, aber nicht mehr berühren. Ich konnte mich auch vorher nicht von ihm verabschieden. Zu diesem Zeitpunkt arbeitete ich in dem Krankenhaus, in dem er lag. Einen Tag bevor er starb, hatte ich ein Bewerbungsgespräch. Ich nahm mir leider nicht die Zeit, ihn kurz zu besuchen. Ich hatte nur ein kurzes Gespräch mit seinem Pfleger, der mir sagte, mein Opa schliefe die ganze Zeit.

Ich denke, das war der Auslöser des Konflikts. Ich konnte ihn nicht mehr umarmen. Der zweite Grund war, dass mein damaliger Partner und ich uns so sehr auf den Umbau konzentrierten, dass Dinge wie Umarmen in unserer Beziehung gar nicht mehr vorkamen. Und Sie wissen bestimmt, wie viel Kraft einem eine Umarmung von einem geliebten Menschen geben kann – gerade in einer solchen Situation.

Leider war mein Partner auch nicht bereit, meinen Sohn und mich auf die Beerdigung zu begleiten. Ich fühlte mich alleingelassen und sehnte mich innerlich nach der Kraft der Umarmung.

Diese beiden Situationen hatten zu dem Konflikt geführt. Als ich zur Ruhe gekommen war und ein bisschen Zeit hatte, all diese Ereignisse aufzuarbeiten, löste ich den Konflikt und die Symptome zeigten sich.

In beiden Situationen hatte mein Bauchgefühl immer wieder gesagt, dass irgendetwas nicht so gut lief. Und auch an dem Tag des Bewerbungsgesprächs hatte ich ein schlechtes Bauchgefühl hinsichtlich meines Opas. Im Grunde hatte ich ständig ein schlechtes Bauchgefühl und schob es immer wieder zur Seite, weil ich schon früh gelernt habe, zu funktionieren. Ich habe mich und meine Gefühle immer zurückgestellt, um anderen Menschen zu gefallen und sie zufriedenzustellen.

Entscheidungen

Was mir immer sehr schwer fiel, war, etwas zu entscheiden. Wenn wir uns das Wort „entscheiden" einmal genauer anschauen, sehen wir, dass das Wort „scheiden" darin steckt. Sich von etwas zu „scheiden" verbinden viele Menschen mit etwas Endgültigem. Deshalb fällt es ihnen schwer, Ent-scheidungen zu treffen. Mit der Zeit habe ich gelernt, umzudenken und aus einem „Entscheiden" ein „Wählen" zu machen. Damit nahm ich mir den Druck, der dabei in mir entstanden ist. „Wählen" fühlt sich leichter für mich an.

Das Nächste, was ich verändert habe, ist, in manchen Situationen, in denen ich nicht weiterkomme, die Vogelperspektive einzunehmen. Die ganze Situation einmal aus einem anderen Blickwinkel zu betrachten. Es ist manchmal nicht ganz einfach, aus den getriggerten Gefühlen herauszukommen und eine schwierige Situation neutral zu betrachten. Gehen wir aber in die Vogelperspektive ist das meistens sehr aufschlussreich.

Oft frage ich mich auch: „Was würde mir ein/e Freund/in raten?“ Er/sie hat diese Vogelperspektive und ist nicht so emotional in der Situation gefangen wie ich selbst.

Angst

Das Thema Angst liegt mir persönlich sehr am Herzen. Angst ist der Auslöser für viele Krankheiten/Konflikte, Schmerzen und andere Symptome und wird gerne als Ausrede verwendet, um bestimmte Dinge sein zu lassen.

Wie Sie bereits wissen, arbeite ich seit Jahren in der Schulmedizin und hatte selbst ein paar unschöne Erlebnisse damit. Ein solches Erlebnis hat sich mir sehr eingeprägt.

Eines Abends ging ich vor einem Nachtdienst duschen und stellte Knoten in meiner Brust fest. Natürlich bekam ich durch mein medizinisches Hintergrundwissen Panik und meine Gedanken drehten sich nur noch um die Angst vor bösem Krebs und seinen Behandlungen.

Ich fuhr früher zur Arbeit, rief auf der Gynäkologie an und bat darum, dass die diensthabende Frauenärztin einen Ultraschall von meinen Brüsten machen sollte. Ich hätte sonst nicht ruhig arbeiten können. Gott sei Dank hatte die Ärztin Verständnis dafür und nahm sich Zeit für mich. Dabei kam heraus, dass beide Brüste voll mit Zysten waren. Sie zählte mehr als zehn Stück pro Brust.

Zuerst war ich beruhigt, dass es nichts Schlimmeres war, später stellte sich für mich jedoch die Frage: Wo kommen die Zysten auf einmal her und was kann ich tun, damit sie wieder weggehen?

Ich denke, dass medizinisches Personal in dieser Hinsicht benachteiligt ist, da wir uns durch unseren Wissensstand noch mehr in solche Situationen hineinsteigern können. Wir sehen täglich das Leid der kranken Menschen. Wir machen uns noch mehr Sorgen, und die Angst überwiegt, gerade wenn wir täglich mit schlimmen Schicksalsschlägen zu tun haben.

Mein heutiges Wissen über die Germanische Heilkunde® beruhigt mich in vielerlei Hinsicht. Ich kann mir die Symptome selbst erklären. Manchmal ist es aber besser, weniger oder gar nichts darüber zu wissen.

Wussten Sie, dass eine Hummel, wenn sie so groß wie ein Flugzeug gebaut wäre, physikalisch betrachtet gar nicht fliegen könnte? Die Hummel weiß aber nicht, dass sie nicht fliegen können dürfte. Also fliegt sie einfach, ohne darüber nachzudenken. Erst vor kurzem hat ein Physiker herausgefunden, dass ihre Flügel keine starren Tragflächen sind, wie bei einem Flugzeug. Sie bestehen aus elastischem und biegsamem Gewebe, und dadurch kann die Hummel fliegen.

Bei meiner Recherche für dieses Buch ist mir eines aufgefallen: Es geht immer wieder um das Thema Angst. Ob in der Politik, Medizin, Werbung, sei es im Fernsehen, im Radio oder auf Werbeplakaten, oder auch rund um die Themen Kriege und Energie – es geht immer darum, den Leuten Angst zu machen. Die Absicht ist Panik zu verbreiten, um mit der Angst der Menschen Geld zu verdienen.

Mir ist es in den letzten Jahren sehr wichtig geworden umzudenken, um die Angst loszulassen. Deshalb habe ich mit den Dankbarkeits- und Spiegelübungen angefangen. Wie ich Ihnen bereits sagte, kam ich mir am Anfang einigermaßen dumm dabei vor. Ich fühlte mich, als würde ich mich selbst veräppeln. Heute ist es zu meiner Routine geworden und es hat sich vieles dadurch verändert. Ich bin viel dankbarer und selbstbewusster. Die Meinung anderer hat für mich kaum noch Bedeutung. Und meine Wirkung auf andere ist mittlerweile auffällig positiv. Ich werde gesehen und ziehe ungewollt Aufmerksamkeit auf mich. Wo ich vorher ein graues, unauffälliges „Mäuschen" war, werde ich heute wahrgenommen und die Menschen suchen den Kontakt zu mir.

Ich bin überzeugt, dass alles seinen Sinn im Leben hat. Auch wenn wir es in dem Moment, wo etwas passiert, nicht verstehen können, im Nachhinein bekommen wir immer die Erklärung dafür.

Hierfür gibt es auch ein arabisches Wort: **Maktub.** Dieses Wort bedeutet übersetzt **„Es steht geschrieben"**. Oft sagen wir: „Das war Schicksal", und oft brauchen wir diese Denkweise, um uns gewisse Sachverhalte zu erklären. Wir brauchen auch das Wissen, Dinge selbst ent-scheiden zu können, um uns frei zu fühlen.

Im Endeffekt steht alles schon geschrieben, und es ist sozusagen eine Illusion, dass wir frei entscheiden können. Wir haben die freie Ent-Scheidung. Wir entscheiden uns, aber immer genau so, wie unser Weg vorherbestimmt ist.

Ich persönlich finde das gar nicht schlimm. Für mich ist dieser Gedanke sogar sehr beruhigend, denn was auch immer mir im Leben passiert ist, ich wäre ohne diese Erfahrungen heute nicht hier und nicht die Person, die ich bin.

Warum also sollte ich schlecht über Vergangenes denken oder Angst vor der Zukunft haben?

Ich lebe heute im Vertrauen und in der Liebe.

Alles, was passiert, passiert aus einem bestimmten Grund und hat seinen Sinn.

Ich habe in den letzten Jahren gemerkt, dass Menschen, die negativ und angstbelastet durchs Leben gehen, mich persönlich hinunterziehen. Je mehr ich mit solchen Menschen zu tun habe, desto eher falle ich für einen Moment in alte Muster zurück. Ich meine damit nicht Menschen, die Emotionen und Gefühle zeigen. Das ist definitiv gut und befreiend! Ich meine Menschen, die mit einer negativen Einstellung durchs Leben gehen, ständig meckern und in deren Wahrnehmung das Glas grundsätzlich halb leer ist. Um jede Ecke lauert für Sie eine Gefahr.

Ich habe Mitgefühl mit diesen Menschen. Wie anstrengend muss es für sie sein, so durch das Leben zu gehen? Ich werde durch sie daran erinnert, auf meinem positiven Weg zu bleiben. Spätestens wenn ich mich nach einem Treffen mit ihnen immer wieder müde, ausgelaugt und leer fühle, weiß ich, dass sie Energiesauger sind, und ich nehme Abstand. Ich entscheide mich ganz klar für positive Menschen. Solche, die genau so denken wie ich, ähnliche Ziele und Träume haben. Menschen, die mich im Leben weiterbringen – und umgekehrt ich sie –, und die meine Zeit hier verschönern.

Zahnarzt

Mir ist vor kurzem etwas sehr Schockierendes aufgefallen. Dazu müssen Sie wissen, ich schaue schon seit Jahren kein Fernsehen und höre kein Radio mehr.

Ich war bei meinem Zahnarzt zur Zahnreinigung. Während ich im Behandlungszimmer saß und etwa zehn Minuten lang auf den Zahnarzt wartete, lief im Hintergrund ein Radiosender. Nach kurzer Zeit war ich wirklich schockiert! Zu 99 % wurde dort Negatives erzählt. Sei es bei der Werbung oder bei den Nachrichten: Krieg, hohe Preise, Stromausfall, Pandemie und Impfung. „Schützt euch und eure Liebsten", „Dieses Produkt brauchen Sie unbedingt. Stärken Sie ihr Immunsystem" ... Alles reine Angstmacherei. Auch bei der Werbung war es nicht besser: „Sichern Sie sich hier ab und sichern Sie sich da ab, kaufen Sie das auf jeden Fall." In meinen Augen reine Gehirnwäsche. Menschen, die sich das tagtäglich anhören, können nur negativ und angstbelastet durchs Leben gehen.

Viele Menschen schalten das Radio oder den Fernseher direkt an, sobald sie zu Hause sind, und lassen es im Hintergrund laufen. Unser Unterbewusstsein nimmt diese Informationen auf, speichert sie ab und wir bekommen eine negative Grundeinstellung und schließlich Angst.

Nach diesen zehn Minuten wurde mir eines nochmals deutlich, nämlich, dass ich alles richtig machte und weiterhin Fernsehen und Radio meiden würde. Natürlich ist es wichtig zu wissen, was auf der Welt los ist. Online kann man sich jedoch gezielt informieren. Dafür muss nicht den ganzen Tag über der Fernseher laufen.

Fazit

In diesem Kapitel ging es um das Thema Bauchgefühl. Ich habe Ihnen zwei Geschichten aus meinem Leben erzählt, in denen ich mein Bauchgefühl ignoriert habe. Lernen Sie aus diesen Geschichten und vertrauen Sie Ihrem Bauchgefühl. Angst ist oft ein großer Brocken, der uns im Weg liegt und uns einschränkt. Räumen Sie ihn nach und nach zur Seite. Ich glaube an Sie und weiß, dass Sie leichter und befreiter durchs Leben gehen werden.

Übungen – Reflexion

Ich glaube fest daran, dass diese Übungen Ihr Leben verändern werden.

Erste Übung

Schreiben Sie auf, was Sie in diesem Kapitel gelernt haben.

Zweite Übung

Nehmen Sie sich eine Situation, die Ihnen vor kurzem widerfahren ist und in der sie emotional aufgeladen waren.

Schließen Sie jetzt Ihre Augen. Gehen Sie noch einmal in diese Situation und stellen Sie sich vor, aus Ihrem Körper herauszutreten. Fliegen Sie wie ein Vogel über dieser Situation. Verfolgen Sie die Situation aufmerksam. Beobachten Sie sich und die andere Person / die anderen Personen. Betrachten Sie die Situation als Zuschauer.

Danach nehmen Sie sich kurz Zeit, die Eindrücke auf sich wirken zu lassen, und notieren Sie sie. So werden sie verinnerlicht. Wiederholen Sie diesen Vorgang in Zukunft mit allen Situationen, in denen Sie sich schlecht gefühlt haben.

Dritte Übung

Nehmen Sie dieselbe Situation wie in Aufgabe zwei und überlegen Sie, was Sie hierzu einem Freund raten würden. Schreiben es auf und schauen Sie sich das in ein bis zwei Tagen noch einmal an, damit Sie nach und nach Übung darin bekommen, Situationen aus einem anderen Blickwinkel zu betrachten.

Vierte Übung

Sind Sie ein ent-scheidungsfreudiger Mensch?

Ja? Prima, dann freue ich mich für Sie! Weiter so!

Nein? Ent-scheiden Sie in Zukunft nicht mehr, sondern **wählen** Sie! Diese Methode wird Ihnen viel leichter fallen.

Ich empfehle Ihnen, alle Aufgaben schriftlich zu machen. So können Sie sich Ihre Notizen und Gedanken später noch einmal anschauen.

Ich bin mir sicher, dass Ihnen auffallen wird, wie Sie sich mit der Zeit verändern. Außerdem merken wir uns Dinge schneller, wenn wir sie notieren. Mit notieren meine ich nicht am PC oder auf dem Smartphone, sondern Stift und Papier. Nutzen Sie dafür gerne die Zeilen hier im Buch.

4. Sport

Unser Garten

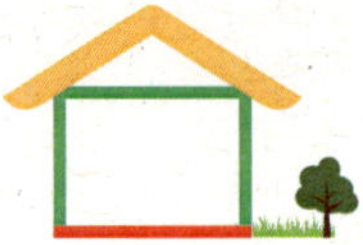

In diesem Kapitel geht es um das Thema Sport. Ich bin davon überzeugt, dass jeder eine sportliche Aktivität hat, die ihm Spaß macht und die sein Leben bereichert.

Falls Sie diese Sportart noch nicht gefunden haben, möchte ich Sie dazu motivieren, sie herauszufinden. Ich habe in meinem Leben schon viele Sportarten ausprobiert, von Langenstreckenlauf über Reiten, Fußball, Badminton, Body Balance, Body Pump, und bin jetzt seit ein paar Jahren im Fitnessstudio. Ich weiß, dass es über die sozialen Medien und auch über Fernsehwerbung massenhaft entsprechende Angebote gibt. Diese Auswahl kann einen leicht überfordern. Deshalb war es mir so wichtig, dieses Kapitel mit in mein Buch zu integrieren. Ich denke, es gibt viele Leute, die Sport als lästig oder anstrengend empfinden. Ich bin da anderer Meinung, denn ich denke, dass jede Sportart, und sei es „nur" jeden Tag eine halbe Stunde spazieren gehen, Balsam für die Seele ist. Sie tun etwas für sich und dadurch wird es Ihnen automatisch besser gehen.

Wichtig ist, dass Sie herausfinden, was Ihnen Spaß macht, und vor allem, was Ihnen guttut. Ein und derselbe Sport kann durch den Trainer keinen Spaß und im nächsten Moment doch Spaß machen. Dazu möchte ich Ihnen eine Geschichte aus meinem Leben erzählen.

Ich habe Ihnen schon in Kapitel 3 erzählt, dass ich 2018 wegen Rückenschmerzen ins Fitnessstudio ging. Seitdem bin ich auch dabei geblieben. Von da an habe ich immer wieder verschiedene Trainingspläne vom selben Trainer erhalten. Ich war zwar immer sehr motiviert, etwas für meinen Körper zu tun, muss aber sagen, dass ich mich die meiste Zeit über quälte. Ich musste oft meinen inneren Schweinehund überwinden. Laufend dachte ich: „Wenn ich heute nicht zum Training gehe, was denkt denn dann mein Trainer?" Oder ich fühlte mich beobachtet, wenn ich mich bei den Übungen nicht so sehr anstrengte, obwohl ich gar nicht beobachtet wurde. Das bereitete mir so ein unangenehmes Gefühl, dass ich zum Ausgleich einen Satz oder eine Wiederholung mehr machte. Im Endeffekt hat mir der Sport zwar auch gutgetan, und egal, mit welcher Laune ich ins Studio ging, ich kam immer mit guter Laune wieder heraus, aber ich tat es selten nur für mich.

Zwischenzeitlich besuchte ich Kurse in meinem Studio. Diese machten mir viel Spaß und waren sehr abwechslungsreich. Nach einer gewissen Zeit wurden sie mir dennoch zu eintönig. Ich ging also zu meinem Trainer und bat ihn um einen neuen Trainingsplan.

Leider fühlte ich mich mit dem Trainingsplan nie wohl. Manche Übungen waren mir einfach unangenehm und taten mir teilweise auch weh. Wenn ich meinen Trainer darauf ansprach, hörte ich oft: „Du darfst dich erst daran gewöhnen" oder: „Nimm weniger Gewichte und mach dafür mehr Wiederholungen."

Dass mir aber die Übungen einfach nicht lagen, darauf kamen wir irgendwie nie. Ich vertraute dem Trainer vollkommen und hörte auf sein Wort. Ich tat einfach, was er sagte, ohne auf mein Bauchgefühl zu hören.

Vor ein paar Monaten bekam ich dann einen Termin bei einer Trainerin in diesem Fitnessstudio und erstellte mit ihr zusammen einen komplett neuen Trainingsplan. Sie fragte mich, was ich gerne hätte und welche Übungen ich aus den alten Trainingsplänen behalten möchte. Ich war offen für Neues und kannte noch nicht alle Geräte im Studio. Ich wollte ihr einfach freie Hand lassen und sehen, wie sie den Trainingsplan erstellte.

Ich war sehr zufrieden mit diesem neuen Plan. Es waren anfangs zwar auch Übungen dabei, mit denen ich mich nicht wohlfühlte, aber diese ersetzten wir direkt. Manchmal ist es nur eine Kleinigkeit, die geändert werden muss. Ein angenehmer Nebeneffekt bei dem neuen Trainingsplan ist, dass ich die Auswirkungen mittlerweile auch körperlich sehe. In so einem guten Fitnesszustand war ich noch nie. Ich fühle mich fit, habe Spaß am Training und vor allem gehe ich gerne hin. Es ist zur Routine und Gewohnheit geworden, und das ist das A und O beim Sport.

Gerade, wenn Sie viel zu Hause sind und keinen Sport machen, ist es erstmal eine Überwindung, zum Sport zu gehen, aber sobald sich die Gewohnheit einstellt, wollen Sie ihn nicht mehr missen.

Statistik

Bei meiner Recherche über Sport bin ich auf eine Statistik aus dem Jahr 2014 gestoßen. Diese hat mich ehrlich gesagt ein bisschen erschreckt.

In dieser Statistik geht es um Sport im Zusammenhang mit dem Bildungsniveau. Dort ist deutlich zu sehen, dass Menschen mit keinem oder einem niedrigen Bildungsabschluss weniger Sport treiben als Leute mit einem höheren Bildungsabschluss. Warum ist das so? Haben Sie eine Idee?

Ich bin zu der Erkenntnis gekommen, dass Menschen mit einem niedrigeren Bildungsabschluss wahrscheinlich weniger *Selbst-wert* haben. Sie sind es sich also *selbst* nicht *wert,* Sport zu treiben. Natürlich kam mir auch der Gedanke, dass Geld eine Rolle spielen könnte. Aber um sportlich aktiv zu sein, braucht man nicht unbedingt Geld. Sie müssen nicht in ein Fitnessstudio gehen und einen monatlichen Beitrag zahlen.

Es gibt viele Sportarten, die kein Geld kosten und die Sie zu Hause durchführen können.

Hier eine Liste von Sportarten:

Joggen
Laufen
Wandern
Walken
Aerobic
Fitness-Training
Fitnesskurse
Gymnastik
Schwimmen
Radsport
Tanzen
Square Dance
Line Dance

Clogging
Zumba
Fußball
Tennis
Volleyball
Basketball
Handball
Rehasport
Badminton
Boxen
Karate
Judo
Leichtathletik
Reitsport
Yoga
Tai-Chi
Walken
Qigong
Tischtennis
Bouldern
Virtual Reallity Fitness
Speedminton
Squash
Fahrrad fahren
Inlineskating
Kegeln

und vieles mehr.

Ich denke, bei dieser Vielfalt möglicher Sportarten findet jeder seinen Favoriten. Sie dürfen herausfinden, was Ihnen Spaß macht. Möchten Sie lieber für sich Sport machen oder mögen Sie das Kameradschaftliche bei einer Mannschaftssportart? Viele Mannschaftssportarten haben eine Freizeitgruppe. Diese sind reine Spaßgruppen ohne Verpflichtungen.

Zum Thema Verpflichtung möchte ich Ihnen noch eine zweite Geschichte erzählen. Diese zeigt auch wieder auf, dass ein und derselbe Sport Spaß machen kann – oder eben nicht. Je nachdem, mit wem Sie den Sport machen.

Reitbeteiligung

Ich habe Ihnen am Anfang des Kapitels erzählt, dass ich geritten bin. Ich hatte eine Reitbeteiligung bei einer jungen Frau mit zwei Pferden. Wir waren ungefähr im gleichen Alter und haben uns am Anfang super verstanden. Oft ritten wir zusammen aus, quatschten viel, hatten viel Spaß und tauschten uns auch privat aus. Nach dem Reiten setzten wir uns oft noch zusammen und tranken Kaffee.

Irgendwann fiel mir auf, dass, solange ich nach ihrer Nase tanzte, alles funktionierte. Sobald ich aus privaten Gründen nicht mehr so viel Zeit hatte, wurde sie immer unangenehmer. Sie forderte, dass ich öfter kommen und dieses und jenes tun sollte. Ich machte alles sehr gerne und ich bin auch generell ein Mensch, der immer zu 100 % bei der Sache ist. Dennoch wünschte ich mir auch Verständnis, wenn meine Zeit knapp war. Dieses brachte sie jedoch nicht auf. Nach einer gewissen Zeit merkte ich, dass ihre Forderungen für mich zur Belastung wurden. Das Reiten machte mir einfach keinen Spaß mehr und fühlte sich gezwungen an. Ich entschied mich, die Reitbeteiligung aufzugeben. Und das nicht, weil ich nicht mehr reiten wollte, sondern weil die Situation sich geändert hatte.

Für mich ist es das Wichtigste, Spaß am Sport zu haben. Eine Freizeitaktivität soll uns guttun und nicht zur Belastung werden.

Warum treiben Menschen Sport?

Ich bin auf eine weitere Studie gestoßen, die sich damit beschäftigt, warum Menschen Sport treiben, und die sechs häufigsten Antworten waren Lifestyle, in der Natur sein, Leistung, die Körperform, Gesundheit und Fitness, Erholung und Spaß an der Bewegung. Die häufigsten Gründe waren Gesundheit und Fitness sowie Spaß an der Bewegung. Zwischen männlichen und weiblichen Personen gab es dabei keinen großen Unterschied. Frauen gehen lieber in die Natur und treiben Sport für ihre Gesundheit und Fitness. Männer haben mehr Spaß an der Bewegung, sehen Sport als Erholung und machen es für ihre Leistungssteigerung. Schön zu sehen ist, dass sie alle ihre eigenen Beweggründe haben, Sport zu treiben.

Eines der wichtigen Dinge ist, den Sport in den Alltag zu integrieren. In diesem Zusammenhang habe ich mich mit vielen Menschen unterhalten, die keinen Sport machen, und sie gefragt, warum das der Fall ist. Die häufigste Antwort war, dass sie keine Zeit haben. Ich fragte sie daraufhin, wie viel Zeit sie am Tag vor dem

Fernseher oder mit dem Smartphone verbringen. Die Antwort war erschreckend: mindestens zwei bis drei Stunden jeden Abend!

Daraufhin sagte ich: „Also, wenn du dir zwei bis drei Stunden am Tag Zeit nimmst, um vor dem Fernseher zu sitzen, warum kannst du dir nicht die Zeit nehmen, um Sport zu machen?“ Es ist immer eine Frage der Prioritäten, die wir uns selbst setzen.

Medien

Wie Sie inzwischen wissen, sehe ich schon seit Jahren nicht mehr fern. Die Themen sind größtenteils negativ - Krieg, Tod, schlechte Nachrichten, Gehetze und Angstmacherei. Selten, dass einmal etwas Positives berichtet wird. Wussten Sie, dass sämtliche Medien auf schlechte Nachrichten ausgelegt sind? Das ist pure Absicht. Und das Warum ist sehr erschreckend!

Negative Nachrichten verbreiten sich viel schneller als Positive. So auch in den sozialen Medien. Wenn jemand gemobbt wird, zieht das schneller seine Kreise und gibt einem mehr Follower als schöne und positive Nachrichten. Was sagt das über die Menschheit aus?

Ganz ehrlich? Da gehe ich lieber zum Sport und tue mir etwas Gutes, statt mir diesen Kram jeden Tag anzuhören.

Meine Frage an Sie ist nun: Wollen Sie Ihre Zeit mit Negativem verbringen oder nehmen Sie sich lieber eine halbe oder ganze Stunde Zeit, um Sport zu treiben?

Sie machen für niemand anderen Sport außer für sich selbst, Ihren Körper und Ihr Wohlbefinden. Lassen Sie sich nicht von den Beiträgen und den Fotos in den sozialen Medien entmutigen. Die meisten Bilder dort sind gestellt und diese Menschen wollen Produkte an den Mann oder die Frau bringen, um damit Geld zu verdienen.

Beim Sport geht es nicht in erster Linie darum, einen perfekten Bodybuilder-Körper zu bekommen, sondern Ihr Wohlbefinden zu steigern.

Fazit

„Ich sage dir nicht, dass es leicht wird. Ich sage dir, dass es sich lohnen wird.“

Art Williams

Ich versichere Ihnen, es wird sich lohnen. Nach kurzer Zeit werden Sie einen positiven Effekt wahrnehmen. Wichtig ist, dass Sie aus Ihrer Komfortzone kommen. Da Sie dieses Buch gerade lesen und schon bei Kapitel 4 sind – dazu gratuliere ich Ihnen von ganzem Herzen – sind Sie bereit, aus Ihrer Komfortzone zu kommen und haben damit den ersten Schritt schon getan. Also bleiben sie dran und machen Sie die nächsten Schritte. Für alles gibt es ein erstes und ein letztes Mal. Sie allein wählen, was Sie zum **ersten Mal** und was Sie zum **letzten Mal** tun.

Ich habe vor Jahren die Wahl getroffen, das letzte Mal Fernsehen zu schauen, und ich kann Ihnen sagen, dass es mir wesentlich besser geht. Ich schlafe viel besser, bin achtsamer geworden und verbringe die Zeit mit meinen Liebsten bewusster. Ich lasse das Negative von außen nur in Maßen an mich heran.

Viele Menschen gehen erst zum Sport, wenn sie Beschwerden haben. Oft ist es so, dass sie die Beschwerden durch Sport loswerden. Besser ist es aber, wenn Sie mit dem Sport anfangen, bevor Sie Beschwerden haben. Wählen Sie Ihre Sportart weise und schauen Sie, was Ihnen guttut und Spaß macht.

Denjenigen unter Ihnen, die Sport treiben, möchte ich einen kleinen Hinweis geben: Auch wenn Sport gesund ist, kann alles, was wir zu viel machen, auch schädlich für den Körper sein. Wettkampfsituationen oder sich kaputt zu trainieren, um den Kopf freizubekommen, ist nicht die Lösung. Die Devise von allem Guten und Gesunden ist, dass zu viel auch fatal für unseren Körper sein kann. Sobald wir von etwas zu viel machen, ist es nicht mehr gesund. Zu viel ist einfach zu viel!

Übungen – Reflexion

Erste Übung

Machen Sie Sport? Sind Sie glücklich mit Ihrer Sportart? Wenn ja – super! Ich freue mich für Sie! Machen Sie weiter so! Wenn nein, suchen Sie sich jetzt drei Sportarten aus, die Ihnen auf Anhieb gefallen. Testen Sie diese mindestens drei Wochen lang. Natürlich sollten Sie nicht alle drei Sportarten auf einmal ausprobieren. Überlegen Sie, welche Ihnen am meisten zusagt. Machen Sie ein Probetraining aus. Kommen Sie aus Ihrer Komfortzone und nehmen Sie sich vor, diese Sportart mindestens drei Wochen lang zu testen. Nach dieser Zeit setzt die Gewohnheit ein und Sport wird für Sie zu einem Ritual.

Wenn Ihnen die erste Sportart nicht zusagt, testen Sie die zweite, und wenn Ihnen diese ebenfalls nicht zusagt, die dritte. Ich bin mir sicher, dass unter den drei Sportarten eine dabei sein wird, die Ihnen Spaß macht und Freude bereitet.

1. ______________________________
2. ______________________________
3. ______________________________

Zweite Übung:

Wenn Sie eine Sportart gefunden haben, die Ihnen Spaß und Freude bereitet, setzen Sie sich eine Challenge. Gehen Sie mindestens sechs bis zwölf Monate lang dieser Sportart nach, auch wenn Sie einmal keine Lust haben. Überwinden Sie Ihren inneren Schweinehund. Glauben Sie mir, nach dem Sport wird es Ihnen besser gehen. Wichtig ist, dass Sie regelmäßig zum Sport gehen, dass Sie ihn in Ihren Alltag integrieren.

Ich ________________ (Ihr Name) nehme die Challenge von ___ Monaten an.

____

Datum, Unterschrift

Dritte Übung:

Schreiben Sie zehn Punkte auf, warum Sie es sich *selbst wert* sind, Sport zu machen. Wenn Ihnen nicht sofort zehn Punkte einfallen, ist das überhaupt nicht schlimm. Sie können die Liste auch nach und nach erweitern. Schauen Sie sich die Liste immer wieder an und überlegen Sie, ob die Punkte, die Sie aufgeschrieben haben, noch zutreffend sind. Wenn das nicht der Fall ist, schreiben Sie neue Punkte auf.

Mir ist wichtig, dass Sie für sich herausfinden, welche Gründe Sie haben, Sport zu treiben.

10 Ich-bin-es-mir-selbst-wert-Gründe

1. ______________________________
2. ______________________________
3. ______________________________
4. ______________________________
5. ______________________________
6. ______________________________
7. ______________________________
8. ______________________________
9. ______________________________
10. ______________________________

5. Gesunde Ernährung

Unsere Fenster

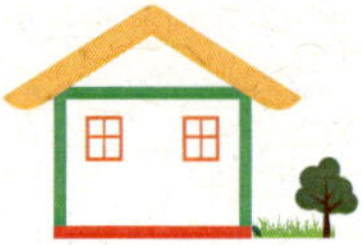

In diesem Kapitel möchte ich Ihnen verdeutlichen, was gesunde Ernährung ist und wie viele verschiedene Meinungen es zu diesem Thema gibt. Am Ende des Kapitels werden Sie alle Werkzeuge haben, damit Sie sich gesund ernähren können. So werden Sie Ihren eigenen Weg zur gesunden Ernährung finden.

Ich zog schon früh von zu Hause aus und musste mich und meinen Sohn selbst versorgen. Allerdings hatte ich nicht viel Ahnung von Ernährung und Kochen. Deshalb nutzte ich jahrelang die Industrie und arbeitete mit verschiedenen Fertigprodukten.

Früher dachte ich, dass das gesund sei, da ja Gemüse, Fleisch, Reis und Kartoffeln enthalten waren. Ich machte mir keine großen Gedanken darüber und war froh, wenn jeden Tag Essen da war und ich jeden Tag kochte. Damals war gesunde Ernährung kein Thema für mich.

Ich war etwa vier Jahre mit einem Koch zusammen. Aus dieser Zeit habe ich sehr viel mitgenommen. Ich bekam damals erste Einblicke, wie man sich gesünder ernähren kann. Nach der Trennung reichte mir dieses Wissen nicht mehr. Ich lernte jemanden kennen, der mir sein Wissen über Milchprodukte weitergab. Was machen Milchprodukte mit uns und sind sie gesund oder nicht?

Die Gespräche mit dieser Person motivierten mich dazu, mich noch mehr mit diesem Thema zu beschäftigen.

Ich bin sehr wissbegierig, und als ich anfing, über dieses Thema zu recherchieren, erschlugen mich die Vielfalt und die verschiedenen Meinungen erst einmal. Jeder hatte eine andere Auffassung und die Meinung anderer wurde schlechtgeredet. Der Eine sagte, Eier, Reis und Hähnchenfleisch seien gesund, im nächsten Buch stand, dass das allesamt krebserregend sei und Eier deshalb überhaupt nicht gesund wären.

Irgendwann stieß ich dann auf das Buch „How not to die". Von diesem Buch habe ich Ihnen bereits in Kapitel 1 erzählt. Dort geht es um pflanzenbasierte Ernährung, umgangssprachlich „vegane Ernährung" genannt. Ich habe mich ein halbes Jahr lang so ernährt, wie es in diesem Buch steht. Dr. Greger brachte auch ein Kochbuch heraus. Also wollte ich es testen und herausfinden, ob und wie sich mein Körper dadurch verändert.

Mein Fazit aus dieser Zeit ist, dass es mir sehr gutgetan hat, verschiedene Gerichte von seinem Kochbuch auszuprobieren. Ich merkte, dass meine Verdauung viel besser wurde. Außerdem lernte ich, dass mir Haferflocken, Leinsamen, Kürbiskerne, Pistazien und Kichererbsen guttun. Dadurch, dass bei der pflanzen-basierten Ernährung die Milchprodukte komplett weggelassen werden, stellte ich fest, dass mein Bauch immer mehr wegging. Viel Bauch hatte ich nie, aber es war immer ein bisschen was da. Vor allem im Unterbauch war ich immer so aufgebläht. Egal, wie viel ich trainierte, egal, was ich tat, er ging einfach nicht weg. Nach diesem halben Jahr aber schon.

Dann musste ich aus beruflichen Gründen ein paar Tage auf ein Seminar. Dort war es sehr schwierig für mich, die pflanzenbasierte Ernährung aufrecht zu erhalten. Also ernährte ich mich vegetarisch. Im Essen waren natürlich viel Sahne und andere Milchprodukte verarbeitet. Nach diesem dreitägigen Seminar fuhr ich nach Hause und war völlig aufgebläht. Ich hatte richtige Bauchkrämpfe und mein Magen-Darm-System war überlastet. Ich war so froh, als ich nach der langen Autofahrt zu Hause ankam.

Meine Mutter hatte in der Zwischenzeit auf meinen Sohn aufgepasst und Abendessen gekocht. Ich lehnte ihr Essen ab. Um mein Magen-Darm-System etwas zu beruhigen, machte ich mir mein übliches Frühstück.

Rezept:
60 – 70 g Haferflocken mit 300 ml Hafermilch 5 Minuten auf niedriger Stufe köcheln lassen. Immer wieder umrühren. Je nachdem wie cremig es sein soll, mehr oder weniger Hafermilch. Dann einen Teelöffel ungesüßtes Kakaopulver und in der letzten Minute einen Esslöffel Leinsamen und eine Hand voll Kürbiskerne dazugeben. Die Masse auf einen Teller geben und etwas Agavendicksaft oder Dattelsirup zum Süßen daruntermischen.

Topping: Früchte (Himbeeren, Heidelbeeren oder anderes Obst)

Etwa eine Stunde, nachdem ich das gegessen hatte, beruhigte sich mein Magen-Darm-System. Meine

Bauchschmerzen und die Blähungen gingen weg und der Bauch ging wieder zurück. Mir war klar gewesen, dass ich meinem Bauch damit was Gutes tue. Aber dass es so gut funktionieren würde, hatte ich nicht gedacht!

Diese Situation gab mir wirklich zu denken und bei mir kam immer wieder die Frage auf, warum wir Milchprodukte zu uns nehmen. In dieser Hinsicht habe ich eine Frage an Sie: Würden Sie Muttermilch in Ihrem Kaffee trinken? Oder zu Cornflakes/Müsli essen, oder Milchreis damit kochen?

Ich denke, Ihre Antwort wird „Nein“ sein. Also, warum trinken wir jeden Tag Kuhmilch, die Muttermilch für die Kälber ist?

Ich bin der Meinung, dass Milch nicht in unseren täglichen Ernährungsplan gehört. Sehen Sie sich die Asiaten, Afrikaner, Südamerikaner oder Aborigines an – etwa 90 % von ihnen haben, laut Schulmedizin, eine Laktoseintoleranz. Ihnen fehlt angeblich das Enzym Laktase, um Milchzucker zu verarbeiten. Ich denke, wir alle sind „laktoseintolerant“. Der Körper der Europäer hat sich über Generationen an Milch gewöhnt. Deshalb ist die Reaktion unseres Körpers nicht mehr so gravierend wie beispielsweise bei den Asiaten. Diese Entwicklung verdeutlicht einmal mehr, wie genial unser Körper ist. Für mich zeigt das aber auch umso mehr auf, dass Milch einfach nicht zu unserer Ernährung gehört.

Mittlerweile habe ich Freunden und Bekannten von meiner Theorie erzählt, und alle, die es ausprobierten, kamen zu dem gleichen Ergebnis wie ich: Ohne Milchprodukte geht es ihnen besser.

Die Wenigsten wissen, dass es viele Alternativen zur Milch gibt. Diese können Sie in jedem normalen Supermarkt kaufen. Dafür müssen Sie nicht extra in ein Reformhaus gehen. Alternativen sind z. B. Hafermilch, Mandelmilch, Kokosmilch oder Sojamilch.

Eins noch! Wissen Sie, wie 92% der Gifte (Dioxine und polychlorierte Biphenyle) in unseren Körper gelangen? Über tierische Proteine. Ich rede hier nicht nur von Fleisch, Fisch und Eiern, sondern vor allem von den Milchprodukten. Dies fand eine Schweizer Studie heraus. Den Link zu dieser Studie finden Sie im Quellenverzeichnis.

Zu viel ist eben zu viel

Aus eigener Erfahrung kann ich Ihnen sagen, dass zu viel Kaffee und zu wenig Wasser nicht gut für unseren Körper ist.

Wenn wir zu wenig Wasser trinken, werden wir schlapp und müde, der Körper hat keine Energie. Wenn wir müde werden, passiert uns häufig ein großer Fehler: Wir trinken Kaffee, um wach zu werden. Kaffee jedoch entzieht unserem Körper noch mehr Wasser. In diesem Moment werden wir zwar durch das Koffein wach und unser Herz fängt an, schneller zu schlagen, aber im Endeffekt sind wir nach einem kurzen Hoch noch müder.

Wenn Sie müde werden, wäre die erste und richtige Reaktion, darüber nachzudenken, ob Sie genügend Wasser getrunken haben. Oder ob Sie sich und Ihrem Körper genug Pausen gönnen. Ich bin der Meinung, dass wir alle keinen Kaffee brauchen. Die meisten Menschen denken, sie brauchen morgens Kaffee, um wach zu werden. Das ist nur Gewohnheit und vereinzelt sehr wahrscheinlich auch Abhängigkeit.

Wenn Sie eine bis zwei Tassen Kaffee am Tag trinken, ist das vertretbar. Natürlich nur, wenn Sie Ihrem Körper auch genug Flüssigkeit in Form von Wasser geben. Falls Sie nicht gern Wasser trinken, gewöhnen Sie sich langsam daran. Hier habe ich ein Tipp für Sie: Im Supermarkt gibt es Zitronensaft (aus der Zitrone gepresst, nicht das Konzentrat). Davon einen kleinen Schuss in die Wasserflasche und sie haben eine leckere Zitronenlimonade.

Vor etwas längerer Zeit hat mir eine Bekannte erzählt, dass sie Zitronenwasser morgens auf nüchternen Magen trinkt. Mit diesem Verfahren soll sie abgenommen haben. Sie sagte, Zitronenwasser habe ganz viele verschiedene Auswirkungen auf unseren Körper. Dieser Behauptung wollte ich auf den Grund gehen und bin zu folgender Erkenntnis gekommen:

10 Gründe, warum Zitronenwasser gesund ist

1. Zitronenwasser hydriert sehr gut, versorgt also die Organe mit lebenswichtiger Flüssigkeit.

2. Zitronenwasser fördert die Verdauung und unterstützt den Magen dabei, Proteine besser zu verdauen. Dabei fördert es auch die Gallenproduktion für die Leber. So wird die Fettverdauung angekurbelt und Verstopfungen vorgebeugt.

3. Zur Stärkung Ihres Körpers enthält die Zitrone viel natürliches Vitamin C.

4. Die hohe Citratmenge der Zitrone löst Nierensteine auf und beugt ihnen vor.
5. Die hohe Citratmenge sorgt auch für einen hohen Harnsäuregehalt und beugt somit Gelenkerkrankungen vor.
6. Zitronenwasser wirkt entgiftend, leicht entwässernd und somit scheidet der Körper Schad- und Giftstoffe schneller aus.

7. Zitrone wirkt basisch. Das heißt, für Ihren Säure-Basen-Haushalt ist die Zitrone sehr gut geeignet.

8. Zitrone hilft beim Abnehmen. Wie ich Ihnen schon in Kapitel 1 und 3 geschildert habe, sind der Hauptgrund für Übergewicht Wassereinlagerungen. Zitrone wirkt entwässernd und hilft somit auch beim Abnehmen.

9. Zitronenwasser wirkt auf Schleimhäute heilend.

10. Zitronenwasser ist auch gut für Ihre Hautpflege. Sie können Zitronenwasser als Gesichtswasser verwenden.

Grundsätzlich funktioniert der menschliche Körper immer gleich. Trotzdem kann ich Ihnen natürlich nicht versprechen, dass alles, was mir guttut, auch Ihnen guttun wird. Sie haben aber die Wahl, es auszuprobieren. Ich kann Ihnen aus meiner Erfahrung sagen, dass mir

Zitronenwasser schmeckt und es sich positiv auf meinen Körper auswirkt.

Im Sommer mache ich Zitrone in mein Mineralwasser. Nur einen kleinen Schuss für den Geschmack. Im Winter trinke ich oft heiße Zitrone mit Ingwer. Möchte ich es ein bisschen süßer, kommt ein kleiner Schuss Agavendicksaft mit hinein. Sie können Ihr Zitronenwasser auch süßen, indem Sie Stevia oder Xylit verwenden. Ich empfehle Ihnen aber, Ihr Wasser ohne Süßungsmittel zu trinken.

Zum Thema Wasser möchte ich Ihnen auch einen kleinen Gedankenanstoß geben. Ich trinke zuhause Leitungswasser. Phasenweise trinke ich lieber Wasser mit Kohlensäure, dafür habe ich einen Soda Stream. Damit kann ich mir mein Blubberwasser selbst zubereiten.

Meine Mutter erzählte mir eines Tages von Teststreifen für Leitungswasser. Diese testen das Wasser auf seine Bestandteile. Der Test fiel so gut aus, dass ich sofort von gekauftem Wasser auf Leitungswasser umstellte. Seitdem trinke ich Leitungswasser mit Kohlensäure versetzt. Wenn Sie sich jetzt fragen, welche Teststreifen ich verwendet habe: Diese gibt es im Internet zu kaufen und der Test ist ganz einfach durchzuführen.

Fällt bei Ihnen der Test eher schlecht aus, gibt es die Möglichkeit eine Wasserfilteranlage zu installieren. Am gesündesten wäre es reines Quellwasser zu trinken. Da dieses aber in den meisten Haushalten nicht vorkommt, ist eine Filteranlage eine gute Alternative.

Folgende Gründe haben dazu geführt, dass ich Leitungswasser trinke:

1. Kostengünstig, umweltfreundlich
2. Testergebnis war super, etwas kalkhaltig (das stört aber nur beim Putzen)
3. Wasser aus dem Supermarkt werden viele verschiedene Substanzen hinzugefügt: Plastikpartikel, Fluorid, Salze und noch vieles mehr.

In vielen Bereichen wird positiv von Fluorid gesprochen. Für die Zähne und den „Kampf" gegen Karies kann es vielleicht gut sein. Die Mengen, die in Zahnpasten enthalten sind, sollen laut vielen Studien nicht schädlich sein.

Falls der Wassertest bei Ihnen in der Region weniger gut ausfällt, gibt es verschiedene Anbieter die Wasserfilter anbieten. Diese werden beispielsweise vor Ihrem Wasserhahn in der Küche angeschlossen und reinigen Ihr Wasser.

Die Frage, die ich mir stelle, ist jedoch: Warum wird unser Trinkwasser im Supermarkt mit Fluorid versetzt? Fluorid kommt in unseren Zähnen und Knochen natürlich vor. Wir nehmen Fluorid über unsere Nahrung auf. Das ist alles von der Natur so angelegt. Deshalb bin ich davon überzeugt, dass das unserem Körper ausreicht, um gesund leben zu können. Wir sollten viel mehr Vertrauen haben. Unser Körper nimmt sich, was er braucht. Ich habe Vertrauen. Seit 2018 putze ich meine Zähne mit fluoridfreier Zahnpasta. Komischerweise habe ich seitdem keinerlei Probleme mehr mit den Zähnen …

Sie kennen sicher verschiedene Ernährungsformen. Im Folgenden möchte ich auf diese eingehen und Ihnen einen kurzen Überblick geben. So können Sie am Ende dieses Kapitels für sich entscheiden, welche Form am besten zu Ihnen passt.

Vegetarisch:
Vegetarische Ernährung bedeutet, keine Fleisch- und Fischprodukte zu essen. Vegetarier nehmen tierische Produkte wie Milch, Eier, Käse, Joghurt oder Quark zu sich. Ein großer Mythos ist es, dass diese Personen Mangelerscheinungen haben. Eine Begründung für diese Aussage ist, Vegetariern würden die wichtigen Nährstoffe aus Fleisch und Fisch fehlen. Sicherlich gibt es Menschen, die Mangelerscheinungen haben. Das liegt aber daran, dass sie Fertigprodukte und andere industriell hergestellte Nahrung zu sich nehmen. Ich kann Ihnen versichern, dass Ihr Körper, solange Sie sich ausgewogen ernähren, kein Fleisch und keinen Fisch braucht.

Pflanzenbasiert / vegan:
Bei pflanzenbasierter bzw. veganer Ernährung, wie das Wort schon sagt, isst man auf Pflanzenbasis. Das bedeutet, keine Produkte vom Tier und auch keine Milchprodukte. Veganern steht eine große Vielfalt aus der Natur zur Verfügung. Für ein umgangssprachliches „normales Gericht" mit Fleisch, Fisch und Milchprodukten gibt es viele Alternativen. Dabei spreche ich nicht von den industriell hergestellten veganen Produkten, sondern richtigen Alternativen. Zum Beispiel

kann man ein Hamburger-Patty ganz einfach aus Grünkern oder Kidneybohnen herstellen.

Dr. Greger berichtet in seinem Buch über viele Nahrungsmittel, die laut verschiedenen Studien krebserregend sein sollen. Ich möchte Ihnen diese Studien vorstellen. So können Sie sich selbst ein Bild machen.

Studien

In einer Studie namens EPIC **(European Prospective Investigation into Cancer and Nutrition)** wurden mehr als 477.000 Probanden über ein Jahrzehnt lang beobachtet. Diese Probanden aßen regelmäßig Hühnerfleisch. Die Wissenschaftler fanden heraus, dass durch täglich 50 Gramm Hühnerfleisch das Risiko, an Bauchspeicheldrüsenkrebs zu erkranken, um 72 % anstieg. Ein erschreckendes Ergebnis, oder?

50 Gramm täglich ist natürlich überhaupt nicht viel.

Eine andere Studie befasste sich mit naturbelassenem und weiterverarbeitetem rotem Fleisch, das mit einem erhöhten Risiko, an Herzerkrankungen oder Krebs zu sterben, in Verbindung gebracht wurde.

Hierbei betrachteten die Forscher mehrere Faktoren: Alter, Gewicht, Alkoholkonsum, sportliche Betätigung, Rauchen, Familiengeschichte, Kalorienaufnahme und sogar den Verzehr von vollwertigen pflanzlichen Lebensmitteln wie Vollkorngetreide, Obst und Gemüse.

Laut dieser Studie sollen die Probanden nicht früher gestorben sein, weil sie weniger gesunde Inhaltstoffe zu sich genommen haben, sondern weil sie rotes Fleisch gegessen haben.

Ein brasilianischer Wissenschaftler hat sich damit beschäftigt, ob Paranüsse den Cholesterinwert senken können. Bei dieser Studie bekamen zehn Männer und zehn Frauen eine einzige Portion von acht bis zehn Paranüssen. Eine Vergleichskontrollgruppe aß keine Nüsse.

Bei den Personen, die Paranüsse gegessen hatten, stellte sich neun Stunden nach dem Verzehr eine wesentliche Besserung des LDL-Wertes, des angeblich „bösen Cholesterins", ein. Nicht einmal Medikamente wirken laut Aussage dieser Studie so schnell.

Das wirklich Verrückte an dieser Studie war jedoch, dass der LDL-Wert der Probanden noch 30 Tage nach dem Verzehr der Paranüsse weiterhin niedrig war. Um diesen Effekt zu bekommen, reichen vier Paranüsse im Monat aus! **Sie** haben einen hohen Selengehalt, deshalb ist die Grenze der empfohlenen täglichen Menge schnell überschritten.

Dieses Forschungsergebnis freut mich persönlich sehr, weil wir daran wieder sehen, dass in der Natur eine große heilende Wirkung steckt. Sie zeigt außerdem auf, dass wir die Fertig- und verarbeiteten Produkte nicht brauchen.

Filmtipp: The Gamechangers

Fitnessernährung:

Viele Sportler ernähren sich noch einmal anders. Sie essen viel Reis, Hähnchen, Gemüse, aber oft ohne irgendwelche Soßen. Sie möchten eine hohe Eiweißzufuhr und verwenden deshalb viele Nahrungsergänzungsmittel, wie z. B. Proteinshakes, um ihren

Eiweißbedarf zu decken. Zusätzlich nehmen viele Kraftsportler auch Kreatin, um schneller Muskeln aufzubauen und besser belastbar zu sein.

Ernährung aus der Sicht der Germanischen Heilkunde®

Aus Sicht der Germanischen Heilkunde® ist es egal, in welcher Phase wir uns im Leben befinden. Ob in einem Konflikt, in Heilung oder neutral: Wichtig ist immer eine ausgewogene, gesunde und gentechnikfreie Ernährung.

Wenn wir konfliktaktiv sind, haben wir den Hang dazu, weniger zu essen, und der Körper ist unter „Dauerstrom". Dadurch ist er viel leistungsbereiter. In solchen stressigen Zeiten greifen wir zu minderwertiger Nahrung, das heißt, Fast Food oder Süßigkeiten wie Schokolade, Chips, Gummibärchen und auch eher zu Weißmehlprodukten. Der natürliche Sinn dahinter ist, dass wir mit minderwertigen Nahrungsmitteln schnelle Energie durch **kurzkettige Kohlehydrate** bekommen und somit unseren **hohen Energiebedarf** decken können.

Das heißt im Umkehrschluss: Heißhungerattacken sind Folgen von Stress, also konfliktaktiven Phasen!

In diesen konfliktaktiven Phasen ist es gerade bei schlanken Menschen nicht zu empfehlen, zu fasten oder die Kost zu reduzieren, um noch mehr abzunehmen. Das Wenige, auf das wir in diesen Phasen Appetit haben, sollten wir auch zu uns nehmen.

Wie steht die Germanische Heilkunde® zum Zusammenhang zwischen Ernährung und der Entstehung von Krebs?

Das Wichtigste ist immer unser inneres Gleichgewicht. Die zweitwichtigste Säule ist definitiv die Ernährung. Eine Person, die sich minderwertig ernährt, gerät eher in Konflikte.

Beispiele hierfür sind:

- *Abwertungskonflikt*, weil die Person sich minderwertig fühlt
- *Revierkonflikt*, weil die Person sich zu schwach fühlt
- *Brockenkonflikt*, weil etwas passiert ist, was die Person nicht sehen wollte oder etwas **nicht** passiert ist, was sie sehen wollte

All diese Konflikte haben mit unserem *Selbst-Wert* und unserer *Selbst-Liebe* zu tun. Wie der Begriff „minderwertige Ernährung" schon sagt, sind wir es uns selbst nicht wert, uns gesund zu ernähren. Da liegt der große Knackpunkt. Hierbei ist klar, dass schlechte Ernährung Krebs fördern kann. Wir untergraben unsere Vitalität durch Cola, Fastfood, Alkohol, Rauchen, Drogen, zu viel, zu wenig oder einseitige Bewegung genauso wie mit einer schlechten Körperhaltung und Atmung. Ein gesund ernährter Mensch wird sich in konfliktaktiven Phasen (Stress usw.) viel besser erholen und heilen können, als jemand, der sich minderwertig ernährt.

Was bedeutet „ausgewogene Ernährung"?
Dr. Greger und Antony Williams sind in dieser Hinsicht ähnlicher Meinung.

Ihre Favoriten sind Obst und Gemüse, wie z. B. Äpfel, Birnen, Zitronen, Orangen, Blaubeeren Aprikosen, Papayas, Melonen, Mangos, Salat, Spargel, Bohnen, Sellerie, Rote Bete, Rettich, Knoblauch, Zwiebeln, Spinat, Avocados, genauso wie Sprossen, Nüsse, Datteln, Leinsamen, Honig, Petersilie, Gerstengras, Thymian, Salbei, Kurkuma, Brennnessel und Zitronenmelisse.

Ein weiterer wichtiger Aspekt wird oft unterschätzt, und das ist die **Stimmung** beim Essen. Nahrung in guter Stimmung mit Freude und voller Aufmerksamkeit kann heilend wirken. Nahrungsmittel, die wir in Stress-, verärgerten Situationen oder in einem verängstigen Zustand zu uns nehmen, sind schlecht. Und daran ist grundsätzlich nicht das Essen Schuld, sondern unsere Stimmung. Dies kann Schienen (Unverträglichkeiten / Intoleranzen) verursachen. Dazu mehr in Kapitel 10. Auch beim Fernsehen oder Autofahren zu essen ist ungünstig für unsere Gesundheit. Der Körper ist in diesem Moment in einer Habtachtstellung, da im nächsten Moment ein Konflikt passieren könnte.

Ein weiterer wichtiger Aspekt beim Thema Ernährung ist der **Säure-Basen-Haushalt** unseres Körpers.

Wenn wir sauer sind, sind wir nicht „nur" seelisch sauer, sondern auch der Körper wird sauer. Das bedeutet, in konfliktaktiven Phasen, wie Stress, negativen Gedanken und Gefühlen übersäuert unser Körper.

Im Gegensatz zum Sauersein gibt es auch positive Gefühle und Gedanken. Diese wirken dementsprechend gegensätzlich, also basisch.

Konfliktaktive Phasen (Stress, negative Gedanken und Gefühle) machen sich im Säure-Basen-Haushalt in unserem Körper viel bemerkbarer, als wenn wir minderwertige Nahrung zu uns nehmen.

Überprüfen können Sie das ganz leicht über eine Urin-pH-Wert-Messung. Björn Eybl hat herausgefunden, dass glückliche, freudige und positiv eingestellte Menschen einen pH-Wert von über 7 im Urin haben können, auch wenn sie sich schlecht ernähren. Vergleichbare Werte haben wir direkt nach einer basischen Kost.

Bei konfliktaktiven, negativen und gestressten Menschen sinkt der Wert enorm. Das heißt, sie sind seelisch wie körperlich sauer. In diesem Moment lässt sich der pH-Wert nicht anheben, auch nicht durch basische Kost.

Um den Säure-Basen-Haushalt auszugleichen und saures Milieu zu neutralisieren, gibt es Basenpulver. Dieses ist aber nur für den Notfall zu empfehlen, eher sollte auf der seelischen Ebene geheilt werden. Außerdem werden Obst, Gemüse, Beeren und Bitterkräuter, die an organische Basen gebunden sind, viel besser vom Körper aufgenommen als ein Basenpulver.

Edgar Cayce, „der schlafende Prophet“, empfiehlt 80 % basische und 20 % saure Nahrungsmittel zu sich zu nehmen. Auf die seelische Ebene übersetzt heißt das, dass wir am Tag 80 % Entspannung und 20 % Stress haben sollten, um gesund leben zu können.

Die kräftigsten Basenbildner finden wir in wildwachsenden Heilkräutern, wie beispielsweise Löwenzahn, Bärlauch, Pfefferminze, Fenchel, Gänseblümchen, Brennnesseln, Melisse und noch vielen anderen. Auch hier sehen Sie wieder, dass die Natur uns auf natürlichem Wege heilende Nahrung anbietet. Diese kann der Körper viel besser verarbeiten als sämtliche Medikamente, die Sie in der Apotheke bekommen.

Eiweißmenge

Laut Weltgesundheitsorganisation besteht eine klinisch relevante Eiweißmangelernährung ab etwa 30 bis 35 Gramm am Tag. Ein Professor aus Holland ging dieser Behauptung nach und entdeckte in Neuguinea einen Stamm, der sich größtenteils von Süßkartoffeln ernährt. Laut Schulmedizin dürfte dieses Volk nicht mehr als 9 bis 24 Gramm Eiweiß pro Tag zu sich nehmen, und das schon seit Jahrhunderten. Das bedeutet, diese Menschen müssten eine Eiweißmangelernährung aufweisen. Sie sollten Symptome wie Muskelschwund, Blutarmut zeigen oder an Hungerödemen leiden. Aber genau das Gegenteil ist der Fall. Sie sind sehr vital und sogar muskulös.

Der Professor wollte diesen Widerspruch aufklären und entdeckte, dass verschiedene Bakterien im Darm mit Luftstickstoff aus Kohlenhydraten Proteine erzeugen. Auch Vitamin B12, das wir hauptsächlich aus tierischer Nahrung bekommen, wird von Darmbakterien aus pflanzlicher Nahrung erzeugt.

Die verschiedensten Studien weisen darauf hin, dass viele Menschen sich in der Wohlstandsgesellschaft „zu Tode fressen". Außerdem ist es nachgewiesen, dass tierisches Eiweiß den Körper belastet und unnötig übersäuert. Am schlimmsten ist hier Schweinefleisch aus Massen-tierhaltung.

Die Menschen aus Stämmen wie in Neuguinea dagegen kennen Erkrankungen wie eine Fettleber nicht. Diese ist eine typische Wohlstands- und Zivilisationskrankheit. Die Ursachen hierfür sind zu viel Zucker, üppige Ernährung und Mangelbewegung sowie zu viel Alkohol.

Sehen wir uns nun an, was passiert, wenn wir zu viel Alkohol trinken. Alkohol wird vom Körper als Gift eingestuft und deshalb von der Leber bevorzugt behandelt. Sie reduziert ihre normalen Aufgaben, wie Fettverbrennung, Eiweißsynthese und noch vieles mehr, damit sie sich auf den Abbau des Giftes Alkohol konzentrieren kann. Dadurch wird nicht nur in der Leber Fett eingelagert, sondern auch im restlichen Körper. In diesem „Notmodus" kommt der Körper jedoch nicht nur durch Alkohol, sondern auch durch Medikamente, Drogen und Nikotin.

Auch wenn bereits eine Fettleber vorhanden ist, kann diese sehr gut heilen. Dafür sind eine Änderung der Ernährungsgewohnheiten, ausreichend Bewegung, das Vermeiden der genannten Gifte und Informieren über die verschiedenen Konflikte der Leber, Alpha- und Beta-Inselzellen notwendig.

Fazit

Wie Sie diesem Kapitel entnehmen können, gibt es sehr viele verschiedene Meinungen über Ernährung. Fragen sie zehn Leute, erhalten Sie zehn Meinungen.

Ich war auf meinem Weg teilweise sehr verwirrt und wusste gar nicht mehr, was nun gesund und was ungesund ist. Was darf ich essen und was sollte ich meiden? Ich habe entschieden, das zu essen, worauf ich Lust habe, und vor allem die Bedürfnisse meines Körpers zu achten. Deshalb ernähre ich mich ausschließlich pflanzenbasiert. In den letzten Jahren gab es zwei Situationen, in denen mein Körper mir eindeutig aufgezeigt hat, dass er Fleisch möchte, und ich dem nachgegangen bin. Geschmeckt hat es aber nicht.

Bitte wählen Sie selbst, was gut für Sie ist. Grundsätzlich weiß jeder, was eine gesunde und ausgewogene Ernährung ausmacht. Sie sollten so wenig wie möglich gentechnisch veränderte Lebensmittel zu sich nehmen. Ich möchte Sie dazu motivieren, auf Ihren Körper und Ihr Bauchgefühl zu hören.

„Entscheide lieber ungefähr richtig als genau falsch.“

Johann Wolfgang von Goethe

Dieses Zitat trifft es auf den Punkt. Sie wissen ungefähr, was richtig ist. Also, was wählen Sie? Komfortzone? Gesundes Leben?

Übungen – Reflexion

Erste Übung

Erstellen Sie eine Liste mit Lebensmitteln, die Sie regelmäßig kaufen und wovon Sie genau wissen, dass sie ungesund sind.

____

____

____

____

____

____

____

Zweite Übung

Nehmen Sie die Liste aus Übung 1 und ersetzen Sie drei Lebensmittel durch eine gesündere Variante.

Beispiel: Wir können statt Gummibärchen Trockenobst/ Obst und statt Chips Walnüsse, Erdnüsse oder Pistazien essen. Wählen Sie erstmal drei Lebensmittel. Wenn Sie diese auf Dauer austauschen und sich daran gewöhnt haben, können Sie weitere Lebensmittel ersetzen.

Wichtig ist, dass Sie die Nahrungsmittel nach und nach ersetzen. Wenn Sie zu viel auf einmal wollen, werden Sie schneller aufgeben. Und ich weiß, dass Sie eine dauerhafte Umstellung mit dieser Methode schaffen werden!

____________________ → ____________________

____________________ → ____________________

____________________ → ____________________

Dritte Übung

Nehmen Sie sich Zeit zum Essen. Essen Sie bewusst. Schalten Sie schöne Musik an, entzünden Sie eine Kerze und machen Sie es sich gemütlich. Gerade zur Winterzeit ist das sehr angenehm. Lassen Sie den Fernseher aus, legen Sie Ihr Handy weg und konzentrieren Sie sich wirklich auf Ihr Essen.

Fällt Ihnen keine passende Musik ein? Hören Sie doch in meine Spotify-Playlist rein. Diese finden Sie unter Uniiique "Schlemmer-Playlist" oder scannen Sie den QR-Code.

Vierte Übung

Schreiben Sie auf, was Sie in diesem Kapitel gelernt und für sich mitgenommen haben.

6. Schulmedizin

Unsere Eingangstür

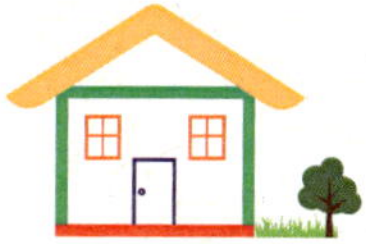

Dieses Kapitel liegt mir ebenfalls sehr am Herzen. Ich bin der Meinung, dass sich unser Denken über die Medizin und unseren Körper generell ändern sollte. Ich habe selbst Erfahrungen mit der Schulmedizin gemacht, die definitiv schlecht waren.

In diesem Kapitel möchte ich auf die Schattenseiten der Schulmedizin eingehen. Ich gehe davon aus, dass Sie wissen, was wir alle in der Schule und von unseren Eltern über unseren Körper gelernt haben und wie das Wissen eines Arztes grundsätzlich aufgebaut ist. Die Mehrheit von uns hat das von Geburt an so beigebracht bekommen.

Ich möchte in diesem Kapitel die Schulmedizin eher kritisch betrachten und Ihnen verschiedene Beispiele und Geschichten erzählen, damit Sie einen anderen Blickwinkel auf unseren Körper und die Medizin bekommen.

In der Schulmedizin ist nicht alles schlecht und ich gebe die Hoffnung nicht auf, dass die Mediziner irgendwann anfangen, ein wenig umzudenken. Sie sollten uns Menschen helfen zu heilen und nicht nur Systeme und Medikamente entwickeln, die uns noch Kränker machen und ihre Taschen mit Geld füllen. Das Traurige ist, dass auch die meisten Ärzte im System gefangen sind und gar nicht wissen, dass das, was sie tun, den Menschen mehr schadet als hilft. Das Gute ist, dass wir die Schulmedizin sehr gut für uns nutzen können.

Ich selbst arbeite seit Jahren in schulmedizinischem Kontext und habe mich aus vollem Herzen dafür entschieden, Radiologieassistentin zu werden. Meine Aufgabe war und ist immer noch, Menschen zu helfen. Ich lebe und liebe das Thema Gesundheit.

Ich habe bereits in der Ausbildung gelernt, vieles infrage zu stellen. Das habe ich beibehalten. Deshalb bin ich manchmal angeeckt und dem einen oder anderen Arzt hat meine Fragerei nicht gepasst.

Wie kann das sein?

Mit etwa 20 Jahren hatte ich eine chronische Nasennebenhöhlenentzündung. Deshalb wurde ich ständig mit Antibiotika behandelt, was überhaupt nicht zur Genesung beitrug. Alle paar Wochen kam die Nasennebenhöhlenentzündung wieder und wurde bei jedem Mal schlimmer.

Schließlich wurde es so schlimm, dass ich weder mich selbst noch meinem Sohn richtig versorgen konnte. Ich war mit hohem Fieber ans Bett gefesselt. Nach zwei Tagen Liegen und Kraftlosigkeit fragte ich meine Mutter um Hilfe. Sie holte mich und meinen Sohn zu sich nach Hause und versorgte mich. Nach reichlich Essen und Trinken ging es mir am Abend schon besser.

Am nächsten Morgen wollte ich nur kurz auf die Toilette gehen, wurde auf dem Rückweg ohnmächtig und stürzte zu Boden. Meine Mutter fand mich bewusstlos vor. Ich war nicht ansprechbar und blutete am Kinn. Sie versuchte mich wachzurütteln, aber ich war nicht wirklich erweckbar. Sie zog mich ins gegenüberliegende Gästezimmer und legte mich, mit mehr oder weniger Hilfe von mir, auf das Bett. Dann rief sie die Notfallnummer an und dort wurde ihr mitgeteilt, dass ich nicht abgeholt werden könne, weil der Rettungswagen bei einem grippalen Infekt nicht kommen dürfe.

Meine Mutter machte der Person am Telefon klar, dass sie mit einem kleinen Jungen im Alter von drei Jahren und mir, halb bewusstlos – ich war zu diesem Zeitpunkt immer noch nicht voll ansprechbar – allein sei und sie gefälligst kommen und nach mir sehen sollten. Bis der Krankenwagen eintraf, war ich wieder ansprechbar. Mein Kreislauf war aber immer noch völlig im Keller und ich zitterte am ganzen Körper. Im Krankenhaus angekommen, versorgte die Ärztin sofort die Platzwunde am Kinn und ich wurde stationär aufgenommen.

Nach vielen Untersuchungen empfahlen mir die Ärzte, meine Nasennebenhöhlen operieren zu lassen. Aufgrund des langen Krankheitsverlaufs stimmte ich sofort zu, weil ich die Symptome loswerden wollte. Zu diesem Zeitpunkt vertraute ich der Schulmedizin blind und stellte keine Behandlung der Ärzte infrage.

Um mich operieren zu können, mussten allerdings zunächst die Schwellungen in den Nasennebenhöhlen abnehmen, deshalb bekam ich wieder Antibiotika und wurde erstmal entlassen. Ein paar Wochen nach meinem Unfall wurde ich dann operiert. Ich hatte nach der OP jahrelang keine Symptome mehr.

Eine ähnliche Geschichte passierte meiner Mutter. Sie hatte viel häufiger Nasennebenhöhlenentzündungen als ich damals. Sie wusste, dass die Operation mir über einen langen Zeitraum geholfen hatte, und wollte deshalb ebenfalls operiert werden.

Doch ihr Arzt lehnte ihre Bitte immer wieder ab. Er sagte, sie solle noch warten, so schlimm sei es noch nicht. Irgendwann stimmte er dann doch zu und sie ließ sich an den Nasennebenhöhlen operieren. Die OP verlief gut und erstmal war sie symptomfrei. Doch dann kam der Schock: wieder eine Nasennebenhöhlenentzündung.

Da stellt sich für mich die Frage, was passiert ist. Lief die Operation doch schief oder liegt ein anderes Problem vor, welches nicht mit einer Operation gelöst werden konnte?

Die letzte Hoffnung …

Ein Mann erkrankte an einem Lymphosarkom. Seine Krankheit war im fortgeschrittenen Stadium und er lag seit Wochen zum Sterben im Krankenhaus.

Sein Körper hatte auf keine Behandlung angesprochen und sein Arzt gab ihm nicht mehr lange zu leben. Der Tumor hatte sich, laut Arzt, in allen möglichen Organen eingenistet und Metastasen gebildet.

Der erkrankte Mann jedoch hatte einen enormen Lebenswillen. Er las von einer Studie mit einem neuen Medikament. Der Erkrankte war davon überzeugt, dass dieses Medikament ihn heilen würde. Leider war sein Krebs schon zu sehr fortgeschritten und er wurde deshalb als Teilnehmer der Studie abgelehnt.

Der Erkrankte bettelte immer wieder bei seinem Arzt und sagte: „Bitte, ich brauche dieses Medikament! Es wird mich heilen! Können Sie es mir bitte besorgen?“

An einem Freitagmorgen entschied der Arzt sich dazu, dem Erkrankten dieses Medikament zu geben. Er ging davon aus, dass er den Patienten nach dem Wochenende nicht wiedersehen würde. Der Patient freute sich sehr darüber und sagte, dass dieses Medikament bei ihm Wunder bewirken würde.

Als der Arzt am Montagmorgen ins Krankenhaus kam, war er total verblüfft. Der Patient war putzmunter und es ging ihm wesentlich besser. Die behandelnden Ärzte veranlassten verschiedene Untersuchungen und waren absolut erstaunt. Über dieses eine Wochenende waren die Tumore wie Schneebälle geschmolzen. Zwei Tage später wurde der Mann aus dem Krankenhaus entlassen.

Ein paar Monate nach der Behandlung wurden in einer Zeitung die ersten Testergebnisse der Studie veröffentlicht. Darin stand, dass dieses Medikament nutzlos sei und den Menschen nicht helfen würde. Der Patient las diesen Beitrag. Nur einen Tag später ging es ihm gesundheitlich schlechter als zuvor. Er kam ins Krankenhaus.

Sein Arzt konnte kaum glauben, dass seine Tumore wieder größer geworden waren. Doch er wollte diesen Patienten unbedingt retten und überlegte sich deshalb einen sehr gewagten Schachzug. Er erzählte ihm, dass die Tabletten, über die in dem Beitrag berichtet wurde, bei der Lieferung Schaden genommen hätten. Jetzt hätte er eine neue Sendung bekommen. Die Tabletten seien unversehrt und würden ihm definitiv helfen. Das Medikament sei hochkonzentriert und ultrarein, welches er ihm sofort verabreichen könne. Der Patient schöpfte Hoffnung und stimmte zu.

Und wieder geschah ein Wunder. Die Tumore lösten sich auf, das Wasser in seiner Lunge war wie vom Erdboden verschluckt und der Patient konnte entlassen werden. Er lebte zwei Monate in völliger Gesundheit. Dann las er einen neuen Artikel über diese Studie über sein Medikament. In diesem Artikel wurde darüber geschrieben, dass das Medikament völlig wirkungslos sei. Der Patient verlor sein Vertrauen in die Behandlung und auch in das Leben.

Der Krebs kehrte so schnell zurück, dass der Patient innerhalb von zwei Tagen verstarb.

Operation – ja oder nein?

In einer Medizinzeitschrift wurde über Dr. Bruce Moseley, einen Facharzt für orthopädische Chirurgie und Spezialisten für Knieoperationen, berichtet. Er hatte eine brillante Studie durchgeführt.

In dieser Studie wurde ein Teil der Patienten operiert und der andere Teil wurde nur scheinoperiert. Die Patienten, die die Scheinoperation erhielten, wurden in Narkose gelegt. Ihnen wurden die Schnitte an jenen Stellen gesetzt, wo gewöhnlich die Operation stattfinden würde, und dabei wurden Geräusche und Gespräche abgespielt, wie sie normalerweise während einer OP ablaufen.

Bei einem Drittel der Probanden, die tatsächlich operiert worden sind, wurden die Knieprobleme erwartungsgemäß behoben. Zum Entsetzen des Forschungsteams war das Ergebnis bei jenen Patienten, die zum Schein operiert worden waren, genauso gut. Die Patienten gaben phasenweise weniger Schmerzen an.

Vermutlich, weil sie kein OP-Trauma zu verarbeiten hatten.

Damit so eine Fallstudie in eine Medizinzeitschrift kommt, müssen sehr viele Faktoren beachtet werden. Das Ergebnis der Studie lautet, dass ein signifikanter Teil der Patienten nur deshalb genesen ist, weil sie **glaubten**, operiert worden zu sein. Ist also unser Glaube stärker als die Medizin? Wie diese Studie zeigt, können Scheinoperationen sogar effektiver sein als wirkliche Operationen.

Scheinoperation

Früher wurde bei der Erkrankung Angina Pectoris standardmäßig eine linksseitige Ligatur (Verschluss) der Brustwandarterie vorgenommen. Man ging davon aus, dass dadurch mehr Blut zum Herzen strömen würde und somit die Symptome gelindert würden. Über Jahrzehnte wurde diese Operation durchgeführt. Die Frage, die sich stellt: Ging es den Patienten besser, weil sie diese Operation bekamen oder weil sie die Erwartungshaltung hatten, dass es ihnen nach der Operation besser gehen würde?

In einer Studie wurde genau dieser Aspekt betrachtet. Auch hier wurden Patienten der wirklichen Operation unterzogen und andere bekamen eine Scheinoperation. Überraschenderweise ging es 71 % der Patienten, die zum Schein operiert worden waren, besser. Bei den tatsächlich operierten Patienten waren es nur 67 %.

Das Gute ist, dass diese Operationsmethode mittlerweile zur Medizingeschichte gehört.

Placeboeffekt

Warum wird nicht häufiger von solchen Fällen berichtet? Das Problem ist, dass ein Placeboeffekt kein Geld bringt – jedenfalls weniger als eine wirkliche Operation oder Medikamente. Deshalb wird durch die Pharmazie und das Gesundheitssystem der Placeboeffekt möglichst klein gehalten.

In der Schweiz wurde eine Studie durchgeführt, in der getestet wurde, ob Placebos nur wirken, wenn die Leute nichts davon wissen. Hierbei wurde der Unterarm von 160 Probanden auf eine Platte gelegt, die sich langsam erwärmte. Einer Gruppe der Teilnehmer wurde danach eine angeblich schmerzstillende Salbe aufgetragen. Eine weitere Gruppe erhielt dieselbe Behandlung, auf der Creme stand aber *„Placebo"*. Die dritte Gruppe wurde im Vorfeld darüber informiert, dass das Medikament ein Placebo sei.

Überraschenderweise wirkten alle Mittel schmerzlindernd. Diese Studie zeigt, dass es viel wichtiger ist, **welche** Informationen der Patient bekommt, also, was der Arzt dem Patienten sagt.

Infektionskrankheiten

Funktioniert der Placeboeffekt nur bei Operationen und bei todkranken Menschen? Was ist mit Infektionskrankheiten?

Zur Jahrhundertwende gab es zwei medizinische Gruppen, die nicht unterschiedlicher denken konnten. Die eine Gruppe bestand aus Claude Bernard (1813 - 1878), Pierre Jacques Antoine Béchamp (1816 - 1908) und Max von Petterkofer (1818 - 1901).

Claude Bernard war französischer Arzt, Pharmakologe und der bedeutendste Physiologe des 19. Jahrhunderts. Er entdeckte unter anderem, dass die Bauchspeicheldrüse wichtig für die Verdauung von Fetten ist.

Pierre Jacques Antoine Béchamp war Chemiker, Mediziner und Pharmazeut. Er stellte ein Medikament (Atoxyl) gegen Blutarmut und Hautkrankheiten her. Sein größter Rivale war Louis Pasteur.

Max Josef von Petterkofer (1818 - 1901) war deutscher Mediziner, Physiologe, Chemiker, Apotheker und gilt als erster Hygieniker Deutschlands.

Diese drei Herren behaupteten, dass der Keim keine Bedeutung hat, sondern das Milieu entscheidend ist. Um diese Überzeugung zu unterstreichen, trank Max von Petterkofer am 7. Oktober 1892 bei einem Vortrag vor allen Anwesenden ein Glas voll Cholerabakterien leer und blieb gesund.

Die andere Gruppe bestand aus Louis Pasteur (1822 - 1895) und Robert Koch (1843 - 1910). Pasteur war Chemiker, Physiker, Biochemiker und Mitentdecker der medizinischen Mikrobiologie. Robert Koch war Medizinier, Mikrobiologe, Hygieniker und Arzneimittelforscher. Die meisten werden seinen Namen vom Robert-Koch Institut (RKI) kennen. Diese beiden behaupteten, dass Keime von außen in unseren Körper kommen und uns krank machen. Wie Sie wissen, hat sich diese Meinung durchgesetzt. Die Infektionstheorie wurde zur medizinischen Tatsache. Pasteur gilt als Aushängeschild auf diesem Gebiet.

Dr. Geison, US-amerikanischer Historiker, beschäftigte sich 20 Jahre lang mit der Medizingeschichte und so auch mit den Aufzeichnungen von Pasteur. Sein Fazit: „Luis Pasteur hat die Versuche zurechtgedreht, sodass eine Infektion plausibel wurde. Er hat massiv betrogen und manipuliert."

Viele Menschen fragten sich, was Pasteur mit seiner Aussage auf dem Sterbebett meinte. Er sagte: „Der Keim ist nichts, das Entscheidende ist das Milieu." In diesem Moment widerrief er sein komplettes Lebenswerk. Das Problem ist jedoch, dass zu diesem Zeitpunkt schon jeder an die Infektionstheorie glaubte. Ein Umdenken scheint seither fast unmöglich.

In den letzten Jahrzehnten gab es viele geheime Infektionsversuche. Diese zeigten immer wieder auf, dass wir durch Ansteckung nicht krank werden können.

Das Erkältungs-Ansteckungs-Experiment Boston, USA

Im Jahr 1918 wurden 62 US-Matrosen wegen Dienstvergehen verhaftet. Den Matrosen wurde Begnadigung angeboten, wenn sie einem Ansteckungsexperiment zustimmten. Die Ärzte gingen davon aus, das mindestens 39 Matrosen besonders anfällig sein müssten, weil sie niemals zuvor eine Grippe hatten und demnach keine Antikörper besitzen konnten. So war das Verständnis der Medizinier.

Die Matrosen mussten sich mit den schwerkranken Grippepatienten mindestens fünf Minuten unterhalten und deren Atem einatmen. Die Todkranken mussten jedem Matrosen fünf Minuten lang direkt ins Gesicht husten. Als sei das nicht genug, schabten die Ärzte Schleim aus den Nasenhöhlen der Erkrankten und strichen das Sekret in die Nase der Probanden. Jeder gesunde Proband musste diese Prozedur bei mindestens 10 Grippekranken über sich ergehen lassen.

Ein ähnliches Experiment wurde in San Francisco mit 50 Gefangenen durchgeführt. Das Ergebnis war beide Male das gleiche: Keiner der Gefangenen wurde krank.

Was heißt das im Umkehrschluss? Die Theorie der Infektion und Ansteckung beruhte scheinbar auf einer Lüge.

Sommer/ Winter

Natürlich kommt jetzt die Frage auf, warum viele Menschen im Winter erkranken. Oder warum Kinder in Kindergärten und Schulen oft gleichzeitig oder kurz nacheinander krank werden. Für beides gibt es plausible Erklärungen. Wir durchlaufen immer eine Anstrengungs-/Hochleistungs-/Stress- (Sympathikoto-nie) und eine Entspannungsphase (Parasympathikoto-nie/Vagotonie).

Hierfür gibt es verschiedene Beispiele:
Im Sommer sind wir im Zustand der Sympathikotonie und im Winter in der Vagotonie. Das bedeutet, der Körper geht im Winter in eine Entspannungs-/Ruhephase und kann somit verschiedene Konflikte aufarbeiten. Die Sommerzeit (Sympathikotonie) ist einfach viel zu wertvoll dafür.

Ähnliches passiert auch häufig bei Personen, die von ihrer Arbeit sehr eingenommen sind. Sie erkranken am Wochenende oder im Urlaub. Der Körper kommt zur Ruhe und nimmt sich dann die Zeit zum Regenerieren.

Ein weiterer Grund, warum wir im Winter häufiger erkranken, sind Sprüche wie: „Du hast dich verkühlt“ oder: „Hättest du dich mal dicker angezogen.“

Wenn wir als Kind oder Baby allein gelassen worden sind, haben wir sehr wahrscheinlich gefroren und uns somit eine Schiene angeeignet. Das heißt, der Körper hat sich gemerkt, wenn es kalt ist und wir frieren, diese Schiene abzurufen. Wenn wir dann wieder ins Warme kommen, sich der Konflikt, also die Schiene löst, bekommen wir Erkältungssymptome.

Zusätzlich benutzen Eltern häufig Sprüche wie: „Zieh dich warm an“, „Setz dir eine Mütze auf“ oder „Leg einen Schal um.“ Damit schaffen sie weitere Schienen, die unterbewusst ablaufen. Sobald wir einem dieser Ratschläge nicht folgen, spielt sich diese Schiene in unserem Unterbewusstsein ab. Oft ärgern wir uns im Nachhinein und denken: „Hätte ich mich nur dicker angezogen! Das hat mir doch meine Mutter schon immer gesagt.“

Diese Schienen sind leicht zu heilen. Erst müssen Sie erkennen, dass Ihr damaliges Frieren ein Programm zum Schutz Ihres Körpers war. Sie dürfen anerkennen, dass heutiges Frieren nichts mehr mit dem Alleingelassen werden von damals zu tun hat. Wenn Sie das annehmen, deprogrammieren Sie diese Schiene. Und ich bitte Sie, verschonen Sie Ihre Kinder mit solchen Sprüchen.

Kindergarten/Schule

Warum werden Kinder im Kindergarten und in Schulen oft gleichzeitig mit denselben oder ähnlichen Symptomen krank? Hier ist zu beachten, dass die Kinder werktags immer in denselben Kindergarten gehen. Deshalb haben sie auch dieselben Konflikte.

Nehmen wir an, viele Kinder haben die gleiche Lieblingserzieherin und diese erkrankt plötzlich und fällt für einen längeren Zeitraum aus. Die Kinder kommen morgens in den Kindergarten und freuen sich auf diese Erzieherin (bewusst oder unbewusst). Sobald sie in ihre Gruppe kommen, bemerken sie, dass eine andere Erzieherin da ist. Diese erklärt den Kindern, dass ihre Kollegin krank ist und voraussichtlich länger ausfallen wird. Damit ist der Konflikt geschaffen. Je nachdem wie hochakut-dramatisch die Situation für das jeweilige Kind ist, wird der Konflikt „schlimmer“ und/oder länger anhalten.

Wenn dann noch dazu kommt, dass die jetzige Erzieherin bei den Kindern unbeliebt ist, ist der Konflikt in noch größerem Ausmaß vorprogrammiert. Die Kinder haben beispielsweise von der Situation „die Schnauze voll“ (Nasenkonflikt) oder können „den Brocken nicht schlucken“ (Halskonflikt).

Wenn die Lieblingserzieherin wieder da ist, freuen sich die Kinder, sie wiederzusehen. In diesem Moment geht der Konflikt in Lösung und die Heilungsphase beginnt. Dann fangen die Symptome an. Je nachdem, wie die Kinder die Situation aufgenommen haben, reagieren sie mit einem Nasen- und/oder Halskonflikt. Wann das jeweilige Kind in die Heilungsphase geht, hängt wiederum davon ab, wie schnell es mit der Situation zurechtkommt, nachdem die Lieblingserzieherin wieder da ist. Deshalb liegen häufig ein paar Tage zwischen den Symptomen der einzelnen Kinder. Diese Zeit wird in der

Schulmedizin die „Ansteckungszeit“ oder auch „Inkubationszeit“ genannt.

Das sind nur zwei von vielen Beispielen, warum mehrere Menschen, die sich in denselben Räumlichkeiten aufhalten, fast gleichzeitig oder nacheinander erkranken.

Gutes oder Böses?

Aus meiner Sicht werden wir schon seit Jahrzehnten in eine kriegsführende Denkweise verwickelt. Das heißt, es gibt immer etwas Böses, das bekämpft werden muss.

Im Altertum war es der Glaube daran, dass Krankheit durch Sünde entsteht. Dies war durch einen guten Lebenswandel oder durch das Bekämpfen der Dämonen durch Exorzismus heilbar. Erst die Erlaubnis der Autopsie bracht die Menschen dazu, den Körper technisch verstehen zu können.

So kam das Verständnis der Funktionsweisen und der Zusammenhänge zwischen verschiedenen Organen hinzu. Aus dieser Zeit stammen die Säftelehre, Homöopathie und Bachblütentherapie, also die Grundpfeiler der Medizin. In dieser Zeit wurde deutlich, dass ein technischer Mangel oder ein Überschuss zu verschiedenen Krankheiten führen können. Durch das Mikroskop konnten die Menschen auf einmal Dinge sehen, die vorher mit dem Auge nicht zu erkennen waren. Dadurch hat sich ergeben, dass die Ursache einer Krankheit im Kleineren (Mikroben, Gene, Zellmutationen) zu suchen ist.

Wer ist denn jetzt schuld an der Krankheit? Die Frage, die ich mir gestellt habe, war: Warum sollte die Natur, unser Körper, uns etwas Böses wollen?

Heute sind wir beim Fehler- und Angriffsdenken angekommen. Krankheiten beruhen im Allgemeinen auf Infektions-, Mutations- und Immunsystem-Denken, wodurch viele verschiedene medizinische Bereiche wie die Onkologie, Immunologie und noch viele mehr entstanden sind. In meinen Augen gleicht die Medizin einer Angstpolitik. Angst vor Dämonen, Angst vor Infektionen, Angst vor Mutationen, Angst vor einem schwachen Immunsystem oder Angst vor schlechten Genen. Eines ist dabei über die ganzen Jahre gleich geblieben: Schuld hat immer jemand anderes, nur die Begriffe (Dämonen, Nahrung, Infektionen, Mutationen oder Immunsystem) haben sich über die Jahre verändert. Wir haben gelernt, dem Außen die Schuld zu geben.

„Wer anderen die Schuld gibt, gibt anderen die Macht!“

Wayne Dyer

Diese Macht geben wir dem Arzt, der unseren Körper besser kennen soll, als wir selbst. Darüber hinaus ist das auch gewollt, weil andere damit ihr Geld verdienen.

Angstmacherei

Erinnern Sie sich noch an mein Beispiel aus Kapitel 1? Der *Todesangstkonflikt* bei Jerry?

Nehmen wir an, Jerry geht mit seinem Husten zum Arzt und es wird ein Röntgenbild angefertigt. Was wird wohl festgestellt? Bei dem kurzen Todesangstkonflikt eine Lungenentzündung. Diese ist allein durch die Angst, die die Maus in dem Moment hatte, entstanden. Viele Sonderprogramme unseres Körpers werden durch Angst ausgelöst. Wissen Sie, was der Maus nicht gesagt werden würde? Nämlich, dass dieses Röntgenbild und auch alle anderen Untersuchungen, wie CT, MRT oder auch eine Blutentnahme, immer nur Momentaufnahmen sind. Wir haben keine Ahnung, was zehn Minuten vor der Aufnahme oder beispielsweise eine halbe Stunde nach der Aufnahme passiert.

Am Anfang dieses Kapitels habe ich gesagt, dass nicht alles schlecht an der Schulmedizin ist. Wenn wir uns beispielsweise den Arm brechen oder Tumore zu groß sind, um sich selbst zu heilen, können wir sie sehr gut für uns nutzen. Wenn Tumore jedoch klein und kaum tastbar sind, können sie in der Reparaturphase ausheilen und verschwinden. Größere und gut tastbare Tumore sollten definitiv operiert werden, weil das natürliche Abheilen dann sehr unrealistisch ist. In der Natur würde diese Person womöglich sterben, damit sie ihren Mitmenschen nicht zur Last fällt. Ich weiß, diese Aussage ist sehr hart, aber früher wäre es so gewesen. Die Natur hat das so vorgesehen. Tiere in freier Wildbahn können ja auch nicht einfach zum Tierarzt gehen, um sich behandeln zu lassen.

Wir Menschen haben Glück, dass wir die Schulmedizin haben und somit eine zweite Chance erhalten können. Wir greifen so in die Natur ein, um den Menschen für den Moment zu „heilen". Wichtig ist aber zu verstehen, dass dieser Mensch nur für den Moment

„geheilt“ ist. Solange der ursprüngliche Konflikt bestehen bleibt, wird die Person über kurz oder lang wieder an einem Tumor „erkranken“.

Richtig oder falsch?

Wussten Sie, dass jeder Arzt dazu veranlasst ist, eine Chemotherapie anzubieten, auch wenn er der Meinung ist, dass diese Therapie nicht sinnvoll sein wird? Wenn jemand zum Arzt geht und sich herausstellt, dass er einen Tumor hat, muss der Arzt eine Chemotherapie anbieten. Tut er dies nicht, kann der Arzt seine Approbation verlieren. Diese Aussage hat mich zutiefst schockiert.

Da stellt sich für mich erneut die Frage: Geht es in der Schulmedizin um den Patienten oder um Geld?

Ist Chemotherapie immer schlecht?

In den meistens Fällen schadet die Chemotherapie mehr als sie den Menschen nutzt. In manchen Fällen kann das Gift aber in Kauf genommen werden, um große und inoperable Tumore zu verkleinern. So besteht die Chance, dass sie doch noch operiert werden können.

Am meisten hilft Chemotherapie jenen Patienten, die daran glauben. Am schlechtesten ist es, wenn sich Menschen eine Chemotherapie geben lassen, die von ihrer Wirkung nicht überzeugt sind. Daher ist es sehr wichtig, sie während der Chemotherapie positiv zu begleiten und sie nicht belehren zu wollen.

Hier noch ein paar Denkanstöße. Bilden Sie sich bitte Ihre eigene Meinung darüber.

- → An vielen Universitäten wird die schulmedizinische Forschung von der Pharmaindustrie finanziert.
- → Bei verschiedenen Fortbildungen bekommen die Referenten ihr Honorar aus der Pharmaindustrie. Der Name des Präparates wird genannt und beworben, und dafür erhalten die Referenten große Geldsummen.
- → Das Gesundheitsportal von Focus Online war vor einigen Jahren noch „Powered by Hexal“.
- → An gesunden und toten Menschen verdient niemand Geld. Kranke Menschen werden gebraucht, um Geld zu verdienen.
- → Warum werden so viele Kliniken privatisiert und bleiben nicht in staatlicher Hand?

„Der letzte Grund des Widerstands gegen eine Neuerung der Medizin ist immer der, dass hunderttausende Menschen davon leben, dass etwas unheilbar ist, denn das Gesetz des ökonomischen Egoismus ist stärker als jede Humanitätsidee.“

Prof. Dr. Franz Friedmann (1930)

Seit Generationen sind wir es gewohnt, dass wir für jede Krankheit eine Medizin bekommen. Wir leben in dem Irrglauben, dass diese Medizin uns gesund macht. Heute ist es normal, dass wir zum Arzt gehen und mit einem Rezept aus der Praxis heraus gehen. Somit wird unser Glaube bestätigt, dass das Problem im Außen liegt und nicht in unserem Inneren. Es ist doch viel bequemer, die Schuld im Außen zu suchen, statt im Inneren. Dann müssten wir ja die Verantwortung für unseren Körper übernehmen.

Heilung?

Was tun Sie, wenn Ihr Auto kaputt ist? Dann geben Sie es in die Werkstatt zu Fachleuten und diese reparieren es. Wussten Sie, dass der Arzt oft gar nicht weiß, wo die Symptome herkommen? Die Schulmedizin hat ein System aufgestellt, das den Patienten Halt bot und eine Therapie, die für den Moment zur Genesung beigetragen hat. Diese Sicherheit rührt aus der Unfall- und Akutmedizin, und damit das gute Gefühl, dem Patienten zu helfen. Ganz nach dem Motto: „Wenn es in diesen Bereichen funktioniert, funktioniert es auch in allen anderen Fachbereichen." Wichtig ist hierbei, die Menschheit dumm zu halten. Der Arzt, der jahrelang studiert hat, weiß angeblich mehr über den Körper des Patienten als dieser selbst. Dieses Wissen ist aber eine Täuschung, denn jeder von uns kennt sich selbst am besten!

Die Sprache Latein ist dafür gut geeignet. Die wenigsten Menschen sprechen diese Sprache, also ist sie der beste Schutz vor Kritik. Wäre es denn nicht einfacher, statt „interstitielle Pneumonie" „untypische Lungenentzündung" zu sagen? Einfacher schon, nur könnte dann der Patient Fragen stellen, auf die der Arzt keine Antwort hat oder worüber er nur spekulieren kann. Wie soll er rechtfertigen, dass der Patient Medikamente nehmen soll, wenn er nicht einmal weiß, woher die Lungenentzündung kommt?

Wenn also lateinische Begriffe verwendet werden, sind die Patienten erst einmal so unter Schock, dass sie nicht anfangen zu fragen. Und wenn doch Fragen gestellt werden, können die Ärzte die Krankheit auf das Immunsystem, das Wetter oder Vorerkrankungen schieben.

Interessant ist: In vielen Studien wurde herausgefunden, dass, sobald eine Äußerung mit „weil" anfängt, die Erklärung nach dem Wort „weil" gar keinen Zusammenhang mit der Äußerung haben muss. Allein das Wort „weil" ist dem Großteil der Menschen Aussage genug, um uns zu beruhigen und an die Äußerung zu glauben.

Wenn wir also anfangen umzudenken, weiß jeder Patient über die Abläufe seiner „Erkrankung" Bescheid. Jeder Mensch sollte sich aber im Klaren darüber sein, dass wir selbst die Verantwortung dafür übernehmen, ob wir gesund oder „krank" sind. Mit allen Konsequenzen, auch den unangenehmen, müssen wir dann leben.

Vorsorgeuntersuchungen

Die nächste Frage, die ich mir gestellt habe, ist, ob Vorsorgeuntersuchungen wirklich sinnvoll sind. Überall wird dafür geworben, sei es im Fernsehen, Radio, den sozialen Medien oder auf Plakaten. Auch hier wird wieder mit der Angst der Menschen gespielt, um sie zu überzeugen, zum Arzt zu gehen. Dazu gehören Slogans wie: „Erhöhen Sie mit unserer Vorsorgeuntersuchung Ihre Chancen, Erkrankungen und Gesundheitsstörungen frühzeitig zu erkennen."

Dazu habe ich eine Studie gefunden, die über 30 Jahre dauerte und für die insgesamt 251.891 Menschen untersucht wurden. Aus der Studie ergab sich, dass Vorsorgeuntersuchungen keinen Einfluss auf die Lebenserwartung der Menschen haben.

Ein Fallbeispiel beschreibt Eybl in seinem Buch. Eine 49 Jahre alte, gesunde Frau ging zur Vorsorgeuntersuchung für ihre Schilddrüse. Beim Ultraschall stellte der Arzt einen sehr kleinen Knoten fest. Es wurden weitere Untersuchungen, wie ein Szintigramm, eine Biopsie und eine Blutentnahme veranlasst. Trotz der Blutwerte, die alle im Normbereich lagen, wurde nach der Szintigraphie und der Biopsie gesagt, dass der Verdacht bestehe, der Knoten könnte bösartig sein. Sofort wurde eine OP veranlasst und über die weiteren Therapien sollte danach entschieden werden. So wurde von einem auf den anderen Tag aus einer gesunden Person, die keinerlei Symptome aufwies, eine Krebspatientin gemacht. Diese Diagnose war natürlich für die Frau eine hochakut-dramatische Situation und barg verschiedene Folgekonflikte.

„Vorsorgeuntersuchungen sind die letzte Möglichkeit, einen gesunden Menschen ins Krankensystem einzuschleusen.“

Dr. Woitinger

Begrifflichkeiten

Gutartig oder bösartig

Wie jeder von uns weiß, gelten in der Schulmedizin die sogenannten „gutartigen Tumore“ als die harmlosen und friedlichen. Im Gegensatz dazu gibt es die „bösartigen Tumore“, die laut Schulmedizin aggressiv und lebensbedrohlich sein sollen. Entscheidend sind hier Größe, Aussehen, Wachstumsverhalten und vor allem die mikroskopischen Befunde (Biopsie). Wenn unter dem Mikroskop viele vergrößerte Zellen und Zellkerne zu finden sind, lautet die Diagnose „bösartig“.

Manche Gewebearten wachsen in der konfliktaktiven Phase. Wenn also die Biopsie genau in dieser Phase genommen wird, lautet das Ergebnis „bösartig“. Außerdem gibt es Gewebearten, die in der Heilungs- und Wiederherstellungsphase vermehrt wachsen. Auch in dieser Phase würde das Ergebnis „bösartig“ lauten. Schlussfolgerung: Der Zeitpunkt der Probeentnahme ist entscheidend.

Das ist aber nicht der einzige Aspekt. Weitere Kriterien sind das Labor, in dem die Probe untersucht wird, und die Krankengeschichte des Patienten. Leider gibt es in vielen Labors die Faustregel „einmal Krebs, immer Krebs“.

Wie also funktioniert dieses Zellwachstum?

Erst schwillt die Zelle bis fast auf das Doppelte ihrer ursprünglichen Größe an. Alle Bestandteile verdoppeln sich und kurz darauf schnürt sich die Zelle in der Mitte zu und teilt sich. So werden aus einer Zelle zwei. Die

„neue“ Zelle hat im Vergleich zur „alten“ einen viel größeren Zellkern. In der Schulmedizin würde diese Zelle als „bösartig“ bezeichnet werden. Korrekter wäre es, wenn sie „die wachsende Zelle“ genannt werden würde.

Das Verrückte daran ist, dass es in unterschiedlichen Labors unterschiedliche Einteilungen der Grenze zwischen gut- und bösartigem Gewebe gibt. Dies passiert häufig, wenn die Tumore gerade erst zu wachsen beginnen oder das Wachstum schon fast zum Stillstand gekommen ist. Zellwachstum ist also kein Fehler der Natur, sondern eine biologische Notwendigkeit.

Würden wir Gewebe eines Embryos oder einer gerade heilenden Wunde unter das Mikroskop legen, würden wir sehen, dass derselbe Prozess stattfindet, wie bei sogenannten „bösen“ Tumoren.

Eine ähnlich absurde Diagnose würde die Gewebeentnahme eines heilenden Knochens ergeben. Das Gewebe eines Bruchs unterscheidet sich nämlich nicht von einem Osteosarkom (Knochenkrebs). Denselben Effekt würden wir sehen, wenn wir Brustzellen einer schwangeren Frau unter das Mikroskop legen. Hierbei wäre es dann ein Tumor der Milchdrüsenzellen.

Das Fazit daraus ist, dass wir die Einteilung zwischen gut- und bösartig schnellstmöglich vergessen sollten, denn sie hat nichts mit Wissenschaft zu tun.

Metastasen

Als Metastase wird in der Schulmedizin die Absiedelung eines krankhaften Geschehens in einen vom

Ursprungsherd der Krankheit entfernten Körperteil bezeichnet (Wikipedia).

Bis vor Kurzem stand in Wikipedia noch, dass es eine Theorie sei, korrekterweise stand dort sogar: „Die heutige praktizierte Onkologie basiert auf einer Theorie. “Leider wird das keinem Krebspatienten gesagt. Es wirkt im Gegenteil, als wären Metastasen Fakt.

Laut Schulmedizin erkrankt jeder vierte Mensch im Laufe seines Lebens an Krebs. Warum wird dann das Blut von Blutspendern nicht auf Metastasen untersucht, wenn doch Krebszellen durch das Blut wandern und Metastasen bilden können? Warum bilden sich dann keine Metastasen an den Wänden der Blutgefäße?

Da kommt mir gleich die nächstgrößere Frage: Wie kann sich beispielsweise aus einer Brustgewebszelle (bei Brustkrebs), eine Knochenzelle (Knochenmetastase) bilden? Das würde bedeuten, dass die Zelle auf dem Weg von der Brust durch die Blutbahn eine Transformation in eine Knochenzelle durchläuft. Nichts anderes wird nämlich in den Knochenmetastasen gefunden. Dort werden ja keine Brustgewebszellen gefunden. Sondern „entartete“ Knochenzellen. Und bei einer „Lungenmetastase“ werden keine Brustgewebszellen gefunden, sondern „mutierte“ Lungenzellen. Was ist also dann eine Metastase, wenn es sie in diesem Sinne, wie die Schulmedizin sie beschreibt, nicht gibt?

Früher in diesem Kapitel habe ich das bereits angedeutet: Durch eine hochakut-dramatische Schockdiagnose können Folgekonflikte entstehen, somit auch weitere „Krebsarten“, bzw. in der Schulmedizin Metastasen genannt. Aussagen wie: „Sie haben einen fortgeschrittenen Krebs“ oder „Sie haben nur noch so und so lange zu leben“ fördern verschiedene solcher Folgekonflikte.

Wie im 1. Kapitel besprochen, ist der Todesangstkonflikt ein solches Beispiel. Bei diesem Konflikt besteht immer die Verbindung mit „zu wenig Luft bekommen“. Sie wissen mittlerweile, wie und was dabei entsteht, wenn wir so eine Schockdiagnose bekommen. Je nachdem, wie ausgeprägt und lange der Konflikt bestand, so lange dauert auch die Heilungsphase. Es kommt immer darauf an, wie schnell der Patient die Diagnose verarbeitet.

In der Heilungsphase würde er anfangen zu husten, und weil er ja schon ein Krebspatient ist, wird dann schnell die Diagnose gestellt, dass er Metastasen in der Lunge hätte. Krebspatienten werden engmaschig kontrolliert, wodurch die kleinsten Lungenmetastasen schnell festgestellt werden.

Ein weiteres Beispiel kann aber auch sein, dass eine Frau, die die Diagnose Brustkrebs bekommen hat und der gesagt wurde, dass die Brust abgenommen werden muss, einen lokalen Abwertungskonflikt erleiden kann. Wenn dieser in die Reparaturphase geht, bekommt sie beispielsweise Schmerzen am Rippenbogen oder am Brustbein. Wird sie daraufhin untersucht, würde ein Knochenödem festgestellt werden. Dieser Prozess würde dann laut Schulmedizin als Metastase interpretiert.

Warum werden bei Tieren selten Metastasen festgestellt? Sie verstehen natürlich nicht, dass sie die

Diagnose eines bösartigen Tumors bekommen haben. So können auch keine Folgekonflikte entstehen. Das Tier ist einfach froh, wenn die Untersuchung vorbei und es wieder zuhause ist.

Ein weiterer Grund, warum bei Tieren selten Krebs festgestellt wird, oder wenn, dann sehr spät, ist, dass die Tiere nicht so genau untersucht werden wie wir Menschen. Das liegt meist an finanziellen Aspekten. Tiere tragen nicht nur ihre eigenen Konflikte aus, sondern oft auch die von uns Menschen. In konfliktaktiven Situationen stehen sie uns zur Seite und helfen uns. Sie haben außerdem gelernt, ihre Symptome zu verbergen, und den Besitzern fällt daher meist erst spät auf, dass es ihnen nicht gut geht. In der Natur würden Tiere, die zeigen, dass sie krank sind, getötet und gefressen werden.

Immunsystem

Der Begriff „Immunsystem" ist in der Hinsicht ein Irrglaube, dass es dieses als System in unserem Körper nicht gibt. Eine passendere Bezeichnung wäre „Ordnungs- und Säuberungssystem". Wie ich in diesem Kapitel schon mehrfach gesagt habe, gibt es diesen Kampf gegen Eindringlinge oder gegen Krebszellen in der Natur nicht.

Die sogenannten Fresszellen zerlegen abgestorbene Zellen und Zelltrümmer. Über das Blut und das Lymphsystem werden diese Stoffe dann abtransportiert und ausgeschieden. Die Immunologie hat diese Vorgänge komplex beschrieben und erforscht, nur ist da noch viel Platz zur Interpretation.

Nehmen wir an, wir haben laut Schulmedizin einen bakteriellen Infekt. Wir entnehmen beispielsweise in der Nase eine Probe und finden Bakterien, die laut Schulmedizin verantwortlich für die Erkrankung sind. Nach dem, was ich Ihnen bis jetzt erzählt habe, wissen Sie, dass dieser Nasenkonflikt ein *Stinke-Konflikt* ist. Die Symptome treten erst in der Heilungsphase auf. Das heißt, wir können diese Bakterien in der Heilungsphase nachweisen. Also, wie konnten denn genau die Bakterien, die in der Heilungsphase da sind, uns krank machen?

Wenn wir dieselbe Probe bei einem gesunden Menschen entnehmen, werden wir eine geringere Menge gleicher Bakterien in der Nase finden. Hier würde es vom Schulmediziner heißen: „Ihr Immunsystem ist gut und kämpft gegen die bösen Bakterien an."

Was ist aber, wenn diese Bakterien immer da sind, weil sie unsere Helfer sind? Was ist, wenn sie sich vermehren und in der Heilungsphase vermehrt nachweisbar sind, weil sie uns helfen zu heilen und den Abtransport der abgestorbenen Zellen übernehmen? Diese Perspektive entspricht keinem Kriegsmodell, sondern einem genialen natürlichen Prozess unseres Körpers!

Fazit

Sie haben jetzt einen anderen Blickwinkel auf den menschlichen Körper bekommen. Ich habe Ihnen einen Denkansatz zu verschiedenen Begriffen gegeben und Ihnen viele Beispiele genannt, die wir kritisch betrachten sollten.

Die Schulmedizin hat viele gute Ideen und Denkansätze. Nur an der Umsetzung scheitert es. Meines Erachtens arbeiten die meisten Ärzte nicht für die Gesundheit des Menschen, sondern für das Geld. Auch hier kann man natürlich nicht alle über einen Kamm scheren. Viele sind, in ihrem Rahmen, sehr bemüht und darüber hinaus müssen sie sich auch an rechtliche Vorgaben halten. Oft ist es auch Unwissenheit! Mit Sicherheit haben in Wahrheit viele Mediziner das Ziel, den Menschen zu helfen. Also nutzen Sie Ihr jetziges Wissen und die Schulmedizin bewusst. Glauben Sie nicht alles, was Ihnen erzählt wird, sondern schauen Sie sich immer beide Blickwinkel an.

Natürlich kann ich in diesem Buch nicht bei jedem Thema ins kleinste Detail gehen. Ich bin mir aber sicher, dass ich Ihnen einen guten Einblick geben kann, um in gewissen Situationen hellhörig zu werden und sie zu hinterfragen. Ich hoffe natürlich, dass Sie niemals in eine solche Lage kommen werden. Falls doch, vertrauen Sie den biologischen Prozessen Ihres Körpers!

Übungen - Reflexion

Erste Übung

Was war für Sie neu in diesem Kapitel?

Zweite Übung

Was haben Sie aus diesem Kapitel gelernt?

Dritte Übung

Was erscheint Ihnen in diesem Kapitel am wichtigsten?

7. Medikamente

Unsere Eingangstür

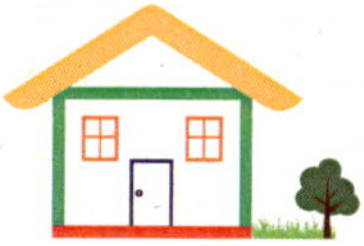

In diesem Kapitel geht es um das Thema Medikamente und wie Sie diese positiv für sich nutzen können.

Vor ein paar Jahren hatte ich fast jede Woche mindestens an einem Tag Kopfschmerzen. Oft waren sie so schlimm, dass ich nicht in der Lage war, irgendetwas zu tun. Ich habe mir immer mit Ibuprofen geholfen, um den Tag zu überstehen. Mein damaliger Partner und ich gingen davon aus, dass diese Kopfschmerzen oft durch Verspannungen im Nacken kämen. Er massierte mich regelmäßig und sie wurden dadurch teilweise besser. Ich bekam sie aber nie ganz in den Griff. Dieses ständige Einnehmen von Tabletten gefiel mir damals schon nicht.

Im Nachhinein fiel mir auf, je länger ich mit dieser Person zusammen war, desto schlimmer und häufiger wurden die Kopfschmerzen. Natürlich gab es auch Phasen, in denen sie nicht da waren. Die meiste Zeit über hatte ich aber diese Verspannungskopfschmerzen.

Zum Ende der Partnerschaft war es am schlimmsten. Da musste ich teilweise zwei bis drei Schmerztabletten am Tag nehmen. Das Kuriose an der Sache war, dass die Kopfschmerzen wesentlich besser wurden, nachdem ich ausgesprochen hatte, dass ich mich trennen wollte. Nach seinem Auszug waren sie vollständig weg.

Ich habe Ihnen in den vorherigen Kapiteln schon einige Geschichten dazu erzählt, dass Medikamente wenig bis gar nichts gebracht haben, wie z. B. die Geschichte mit den Brustbeinbeschwerden. Zu dem damaligen Zeitpunkt wusste ich es nicht besser. Ich dachte, ich käme nur mit Medikamenten durch den Tag. Heute habe ich einen ganz anderen Blickwinkel auf diese Situationen und meine Schlüsse daraus gezogen.

Wenn wir uns einmal die Umstände mit den Kopfschmerzen anschauen, ist es so, dass ich zu diesem Zeitpunkt unter Dauerstrom stand. Ursache dafür war nicht nur die Partnerschaft, sondern auch der Druck, den ich mir wegen meiner Ausbildung machte. Nach meinem Berufsabschluss wurden die Symptome jedoch nicht besser. Im Endeffekt war einer der Hauptfaktoren diese Partnerschaft, die mich so belastete. Genauer gesagt, war es meine Reaktion darauf. Damals war mir nicht bewusst, dass ich die Wahl habe, mich auch anders zu verhalten. Für mich gab es immer nur den Kampf. Augen zu und durch, sonst bin ich schwach und habe versagt. Und wenn mein Körper nicht mitmachte, wurde er mit Medikamenten „ruhig“ gestellt. Ich war in dieser naiven, engstirnigen Rolle gefangen.

Eine ähnliche Situation passierte mir vor gut einem Jahr noch einmal. Hier war mir sehr schnell bewusst, woher meine Schmerzen kamen, und ich konnte den Konflikt / die Schiene lösen.

Mein Beispiel der chronischen Nasennebenhöhlenentzündung aus Kapitel 6 hat gezeigt, dass Medikamente (z. B. Antibiotika) nicht helfen können, wenn der Konflikt immer wiederkehrend ist. Auch hier würde ich heute die Situation anders handhaben. Doch ich glaubte damals an die Schulmedizin und an die Wirkung der Medikamente.

Was passiert, wenn wir wegen Symptomen Medikamente einnehmen?

Stress, Medikamente und Ruhe

Eine junge Frau leitet ein erfolgreiches Startup-Unternehmen. Sie nimmt sich kaum Zeit für sich und gönnt sich so gut wie keine Pause. Am Abend kommt sie nicht zur Ruhe und schläft schlecht. Jedes Mal, wenn sie sich eine kurze Ruhephase gönnt, bekommt sie Schnupfen und Gliederschmerzen. In zwei Tagen steht ein großes Event an. Viele wichtige Leute kommen, um ihr Produkt zu sehen. Am Abend vor dem Event fällt sie ausgelaugt ins Bett. Der Caterer ist plötzlich ausgefallen und sie musste schnell nach Ersatz suchen. Als sie am nächsten Morgen aufwacht, hat sie wieder Gliederschmerzen und ihre Nase ist zu. Erschöpft und verärgert steht sie auf und nimmt Medikamente, um ihre Symptome zu lindern. Sie hat heute definitiv keine Zeit, um krank zu sein ...

Schauen wir uns diese Situation einmal genauer an.

Die Unternehmerin hat nach der Germanischen Heilkunde® zwei offensichtliche Konflikte: einen *Stinkekonflikt* und einen *Abwertungs-* und *Selbstwertkonflikt*. Sobald die Symptome auftreten, sind beide Konflikte in der Reparatur- und Heilungsphase. Immer, wenn ihr Körper zur Ruhe kommt, geht er in Heilung. So auch in der Nacht vor dem großen Event. Als Unternehmerin macht sie sich großen Druck. Sie zweifelt oft an sich und ihrem Können. Immer wiederkehrende und unvorhersehbare Ereignisse triggern ihren Stinkekonflikt. Sie hat „die Nase voll“ von negativen Überraschungen.

Jedes Mal, wenn die Symptome auftreten, sie Medikamente nimmt und sich keine Pause gönnt, um zu heilen, fängt der Ablauf des Konflikts von vorne an. Der Konflikt wird chronisch, also zu einer Schiene. Sie ist sich gar nicht dessen bewusst, dass ihre Denkweise und der Dauerstress dafür verantwortlich sind, dass sie immer wieder krank wird. Grundsätzlich ist jedes Symptom von unserem Körper gewollt und gut durchdacht. Wenn dies aber der Dauerzustand ist, werden die Heilungsphasen immer „schlimmer“ und länger.

Was wäre der Unternehmerin zu empfehlen?
Sie sollte sich die Zeit nehmen, um zu heilen. Außerdem sollte sie sich ihre Konflikte anschauen, ihre Einstellung zu „negativen“ Überraschungen ändern, um zukünftige Konflikte zu vermeiden.

Ich möchte Ihnen mit diesem Beispiel aufzeigen, dass es durchaus positiv sein kann, dass wir über Medikamente verfügen – zum Beispiel, wenn wir einmal einen grippalen Infekt haben und es wirklich zeitlich nicht passt. Nur sollten wir uns dessen bewusst sein, dass wir im Moment der Einnahme des Medikaments die Heilungsphase abschwächen oder unterbrechen.

Natürlich sind ein grippaler Infekt und ein Medikament, wie beispielsweise Ibuprofen oder Aspirin-Komplex, nur eines der harmloseren Beispiele.

Ich möchte in diesem Kapitel auch auf verschiedene Medikamente eingehen. Die Frage ist: Sind sie sinnvoll? Bitte bilden Sie sich eine eigene Meinung darüber.

Medikamente:

Paracetamol:
- Wirkung: schmerzstillend, fiebersenkend, nicht allzu viele Nebenwirkungen
- ist das meist empfohlene Schmerzmittel
- ist gut verträglich, zentrale Wirkung auf das Gehirn, kein blutverdünnendes Mittel
- ist empfehlenswert für Symptome in der Reparaturphase

ASS:
- ist schmerzlindernd, hat wenige Nebenwirkungen, ist schädlich für die Nieren
- wirkt blutverdünnend und ist aus der Sicht der Germanischen Heilkunde® im Normalfall unerwünscht

Diclofenac:
- Wirkung: schmerzlindernd, entzündungshemmend
- ist gut bei Symptomen in der Reparaturphase bei Knochen- und Gelenkschmerzen

Ibuprofen:
- Wirkung: schmerzstillend, entzündungshemmend, fiebersenkend
- ist auch gut bei Symptomen in der Reparaturphase bei Knochen- und Gelenkschmerzen

Morphium:

- ist das stärkste und wirksamste Schmerzmittel
- ist gefährlich, wenn die Person, die es einnimmt, keine Handhabe darüber hat, weil es schnell abhängig machen kann
- wird auch „Einschläfer-Mittel“ genannt
- wird in der Schulmedizin häufig bei Krebspatienten angewendet, „damit sie nicht leiden müssen“
- Empfehlung: nur bei stärksten Schmerzen, und nur wenn man weiß, was man tut, und die Risiken kennt

Kortison:

- ist ein Nebennierenrindenhormon und wirkt stark bei Sympathikotonie (Dauerstress)
- Wirkung: bedrohlich starke Reparaturphasen lassen sich damit schnell dämpfen, äußerst wirksam bei starken Entzündungen, deshalb manchmal sinnvoll und notwendig
- sollte so wenig wie möglich und so niedrig dosiert wie möglich eingenommen werden
- Einnahme ist nicht zu empfehlen, wenn ein aktiver Konflikt der Nierensammelrohre besteht, wenn dann nur kurz oder niedrig dosiert, weil es zusätzlich Wasser einlagert

Antibiotika:

- schädigen das Erbgut und sollten nur in Ausnahmefällen gegeben werden
- sind sinnvoll, wenn die Symptome nicht mehr auszuhalten sind, das Fieber viel zu hoch ist und die Reparaturphase dementsprechend schlimm ist

- Einnahme nur, bis die Symptome auszuhalten sind
- Das Argument der Schulmedizin, die Packung müsse fertig genommen werden, damit alle bösen Bakterien abgetötet werden, ist nicht stichhaltig. Hierbei werden die „guten“ sowie die „bösen“ Bakterien getötet. Sollte uns dies gelingen, sind wir „klinisch sauber“, das heißt „klinisch tot“.

Blutsenkende Mittel (Beta-Blocker, ACE-Hemmer und noch viele mehr):
- Laut Schulmedizin ist Bluthochdruck ein Faktor für Herz-Kreislauf-Erkrankungen. Bis 2008 galt in der Schulmedizin ein Blutdruck von 100 + Lebensalter als normal. Danach setzte die Weltgesundheitsorganisation (WHO) den Wert auf 140 fest. Alles darüber wird seither therapiert.
- Ein hoher Blutdruck ist für Herz, Gefäße und Gehirn keine Gefahr. Blutdrucksenker haben erhebliche Nebenwirkungen und sind zur Dauereinnahme nicht empfehlenswert. Sie sollten nur in Ausnahmesituationen und für einen kurzen Zeitraum eingenommen werden.

Entwässernde Mittel (Diuretika):
- Diese sind nur ratsam, wenn vorher alles zur Lösung eines Geborgenheitskonflikts (Nierensammelrohre) unternommen wurde.

Säureblocker, Basenpulver:
- Zum Thema Basenpulver finden Sie im Kapitel „Ernährung“ weitere Informationen. Sie hemmen die

Produktion der Magensäure und sind wegen ihrer Nebenwirkungen nicht empfehlenswert. Sobald dieses Medikament abgesetzt wird, produziert der Magen noch mehr Magensäure und die Beschwerden können bis zu mehreren Wochen anhalten.

Cholesterinsenkende Mittel:

- Sind wegen ihrer Sinnlosigkeit und schweren Nebenwirkungen nicht empfehlenswert.

Schlafmittel:

- Diese sind die am häufigsten verschriebenen Psychopharmaka. Keine Empfehlung, weil sie schwere Nebenwirkungen haben und weil die Beschwerden nach dem Absetzen noch schlimmer werden.

Psychopharmaka:

- In Ausnahmefällen kann ein Psychopharmakon für kurze Zeit sinnvoll sein und wirken. Hierbei handelt es sich meist um einen Placebo-Effekt. Grundsätzlich wird man schnell und stark abhängig. Deshalb sind sie wegen der Nebenwirkungen (Persönlichkeitsveränderungen) nicht zu empfehlen.

Antibabypille:

- Die Pille macht die Frau auf hormoneller Ebene männlich. Dadurch passiert eine Verschiebung der aktiven Gehirnseiten. Aus Sicht der Germanischen Heilkunde® ist die Pille ungünstig, weil sie die normalen Gehirnverhältnisse auf den Kopf stellt.
- Die Einnahme und auch das Absetzen der Pille sind

wie russisches Roulette. Dadurch können Konflikte aktiviert oder gelöst werden und es entsteht das Risiko an Herzinfarkten und Lungenembolien zu erkranken.

Impfungen:

Unabhängig von der Germanischen Heilkunde® spricht vieles gegen eine Impfung:

- der Wirksamkeitsnachweis fehlt
- der oberste Medizingrundsatz „vor allem nicht schaden" wird verletzt (Körperverletzung)
- Vergiftungen durch Aluminiumhydroxid, Quecksilberverbindungen, Formaldehyd, Phenol, Nano-Partikel oder fremde Erbsubstanzen
- Folgen: Missbildungen, Zeugungsunfähigkeit, Kinder mit ADHS, Allergien, Demenzerkrankungen und noch vieles mehr.

Das Einzige, was für die Impfung spricht, ist, dass sie die Angst beruhigen kann. Doch Angst steht immer in Verbindung mit Unwissenheit. Das Wissen über das 4. Naturgesetz der Germanischen Heilkunde® (Kapitel 9), dass nämlich Pilze, Bakterien und Viren (Nukleinsäure-Eiweißverbindungen) unsere Freunde sind, befreit von der Angst.

Die Erkenntnis ist ganz einfach: Wenn es keine Eindringlinge gibt, gegen die wir kämpfen müssen, brauchen wir auch keine Impfung, die uns schützt. Auch auf viele Hygienemaßnahmen könnte verzichtet werden. Was bleibt von dem Begriff „Immunsystem" übrig, wenn es da draußen gar nichts Böses gibt?

Die biologische Realität ist, dass in uns ein geniales Müllabfuhrsystem existiert, welches verschiedene Gifte und Zellreste entsorgt. Dafür sind die Leukozyten, Lymphozyten, Gefäße sowie die Nieren, Leber und die Milz zuständig.

Zusammengefasst sind Impfungen sinnlos, nicht nur wegen ihrer Unwirksamkeit, sondern auch wegen der Vergiftung. Außerdem lösen sie Folgekonflikte durch den Impfvorgang (Körperverletzung) aus.

Alternativen zu herkömmlichen Medikamenten

Eine Alternative für Antibiotika ist MMS (Natriumchlorid).

Jim Humble ist der Entdecker des universalen Mineralpräparats. MMS wird wie Sauerstoff in unserem Körper verstoffwechselt und hat kaum Nebenwirkungen. Am besten wirkt es in der Reparaturphase. MMS transportiert Sauerstoff in jene Organe, die mit Sauerstoff unterversorgt sind. Deshalb wird eine Langzeiteinnahme empfohlen. In seinem Buch „MMS: Der Durchbruch“ gibt es mehr als 120 Erfahrungsberichte. Die meisten mit Erfolg, wenige mit Misserfolg.

Die Einnahme kann ein wenig Überwindung kosten, weil MMS stark nach Chlor riecht. Vor dem Kauf oder der eigenen Herstellung sollten Sie sich genaustens informieren.

Angocin Anti Infekt N (natürliches Antibiotikum)

- Bestandteile sind Kapuzinerkresse und Meerrettich. Es hilft bei grippalen Infekten und Blasenentzündungen.

Ein weiteres **natürliches Antibiotikum** ist:

- 700 ml Apfelessig
- zwei Esslöffel gehackter Knoblauch, gehackte Zwiebeln, geriebener Ingwer, Meerrettich, Kurkumapulver und zwei frisch gehackte Pfefferoni
- Alles kommt für zwei Wochen in ein Einweckglas. Danach wird es durch ein Sieb gepresst und ggf. verdünnt.

Dosierung: max. 6 Esslöffel täglich

Natürliche Schmerzmittel

- Bewegung (mäßige Aktivität)
- Schwarztee, Kaffee
- ätherisches Thymianöl – Achtung! Es muss zum Verzehr geeignet sein. 5 Tropfen Thymianöl mit etwas Leinöl oder Honig
- Kalt-/Warmanwendungen, mit der Betonung auf kalt – Kneippen, Eisbeutel
- scharfe Gewürze wie Pfeffer, Chili, Ingwer, Senf, Safran
- Weidenrindentee (junge Triebe enthalten natürliches Aspirin)
- Tee allgemein, z. B.: Pfefferminze, Salbei, Thymian, Arnika, Gänseblümchen und noch viele mehr
- ätherische Öle: Thymian, Pfefferminze, Eukalyptus, Salbei
- Schüßlersalze Nr. 3

Lebertran

Dank diesem Hausmittel haben viele Menschen in der Kriegszeit überlebt. Besonders geeignet für ausgezehrte, konfliktaktive und gestresste Menschen. Günstige Versorgung mit fettlöslichen Vitamin A, D, E.

Empfehlung: 1 bis 2 Esslöffel täglich

Petroleum

Ist ein Rohöl und eines der wirksamsten natürlichen Mittel. Dies ist eine Mischung aus verschiedenen Kohlewasserstoffen und wird in Osteuropa gegen verschiedene Leiden eingesetzt. Der Wirkmechanismus ist noch unklar, aber wenn nichts anderes hilft, kann man hiermit einen Versuch riskieren. Bei meiner Recherche ist mir aufgefallen, dass es als überholt und giftig dargestellt wird, vermutlich weil es billig und sehr wirksam ist.

Ich habe Ihnen in diesem Kapitel eine andere Sichtweise auf verschiedene Medikamente gegeben und Ihnen Alternativen vorgestellt, die Sie statt der chemisch erzeugten Tabletten verwenden können. Bitte entscheiden Sie selbst, worin Ihr Vertrauen steckt. Das Wichtigste ist und bleibt Ihr Glaube an das Medikament und die Medizin. Für welche Sie sich auch entscheiden: Vertrauen Sie Ihrem Gefühl.

Kennen Sie die fünf umsatzstärksten Branchen in Deutschland?

1. Automobilindustrie
2. Maschinenbau
3. Chemisch-pharmazeutische Industrie
4. Ernährungsindustrie
5. Elektrotechnikbranche

Dieses Ergebnis hat mich schockiert, weil die chemisch-pharmazeutische Industrie mehr Umsatz macht als die Ernährungsindustrie. Wir brauchen Nahrung, um zu leben. Wie kann das also sein?

Weltweit belegt Deutschland in diesem Bereich den vierten Platz hinter China, den USA und Japan. In der EU gilt Deutschland als der Gigant der chemisch-pharmazeutischen Industrie!

Mir ist es wichtig, dass Sie Medikamente bewusst einnehmen. Sie bringen zwar eine Linderung der Symptome, aber die Ursache wird nicht behandelt.

Die Frage ist doch: Wem wollen Sie vertrauen? Den Medikamenten oder Ihrem Körper? Die Natur möchte immer Gutes für uns!

Laborwerte

Einer der wichtigsten Gründe, warum wir Medikamente nehmen, sind Blutabnahmen und ihre Laborergebnisse. Wenn diese aus den Normwerten fallen, werden meist Medikamente empfohlen. Laborwerte sind eine wichtige Säule in der Befunderhebung und auch bei der Verlaufskontrolle verschiedener „Erkrankungen".

Aus Sicht der Germanischen Heilkunde® haben manche Blutwerte eine andere, ähnliche oder gleiche Bedeutung wie in der Schulmedizin. Manche Blutwerte sind nur aussagekräftig, wenn von derselben Person Vorwerte zum Vergleich vorliegen. Laborwerte können auch deshalb sehr tückisch sein, weil bei manchen Personen erst ein Konflikt entsteht, sobald die Werte nicht in der Norm sind. Die Betroffenen haben Angst, schlimm krank zu sein, und laufen deshalb häufig von Untersuchung zu Untersuchung, bis durch die ständige Angst wirklich eine „Erkrankung“ gefunden wird.

Ich möchte Ihnen hier ein paar wichtige Laborwerte aus meiner Sicht vorstellen.

Schilddrüse (T3 und T4)

- Schilddrüsenhormone sind an Eiweiß gebunden und befinden sich im Blut.
- Wir finden nur einen kleinen Teil von fT3 und fT4 in ungebundenem Zustand im Blut.
- Ist der Wert erhöht, liegt eine konfliktaktive Phase (beispielweise *Brockenkonflikt*) vor.
- Ist der Wert leicht erhöht, liegt eine konfliktaktive Phase (beispielweise *Ohnmächtigkeitskonflikts*) vor.
- Ist der Wert vermindert, liegt eine nicht fertige oder abgeschlossene Reparaturphase vor.

Allgemein ist zu sagen: Sind die Werte zu hoch oder zu niedrig, liegt ein Beweis dafür vor, dass die Person sich in einem Konflikt befindet.

Blut

Erythrozyten (rote Blutkörperchen)

- Ist der Wert vermindert, kann eine konfliktaktive Phase eines Abwertungskonflikts vorliegen.
- Ist der Wert erhöht, liegt eine Reparaturphase vor.
- Die Blutbildung findet hauptsächlich in den platten Knochen statt; je nachdem, wie „schlimm“ der

Konflikt ist – und somit auch, wie viele Knochen beteiligt sind –, spiegelt sich das im Blutbild wider.

- Bei Ausdauersportlern und Personen, die in einem sehr guten Trainingszustand sind, kann der Wert ebenfalls erhöht sein.

Leukozyten (weiße Blutkörperchen)

- Ist der Wert vermindert, liegt eine konfliktaktive Phase beispielsweise eines *Abwertungskonflikts* in Bezug auf die Familie/Verantwortung vor.
- Ist der Wert erhöht, liegt eine Heilungsphase eines *Abwertungskonflikts* in Bezug auf die Familie/Verantwortung vor.
- Die Leukozyten sind deshalb erhöht, weil sie unsere Müllabfuhr sind und sie Zelltrümmer abtragen.

Eisen

- Eisenmangel ist die häufigste Ursache für Blutarmut.
- Ist der Wert vermindert, liegt beispielsweise eine konfliktaktive Phase eines *Abwertungskonflikts* des blutbildenden Knochenmarks vor (in dem Zusammenhang müssten auch die Erythrozyten und das Hämoglobin vermindert sein).
- Der Wert kann aber auch durch andere Faktoren vermindert sein: Blutung, geringe Eisenaufnahme durch Einnahme von Industrienahrung, Darmerkrankung, Schwangerschaft und noch vieles mehr.
- Ist der Wert erhöht, liegen eine Heilungsphase oder eine hängende Heilungsphase eines *Revierärger- oder Identitätskonflikts* vor. Die Gallenwege schwellen an und so wird die Leber in ihrer Funktion behindert.

Cholesterin

- wird in der Schulmedizin hauptsächlich bestimmt, um das Risiko einer Gefäßerkrankung abzuschätzen.
- Es gilt hier als Hauptfaktor für Herzinfarkte, Schlaganfälle und andere Erkrankungen.
- zwei Unterschiede: LDL (Low Density Lipoprotein) – das sogenannte „böse“ Cholesterin – und HDL (High Density Lipoprotein), das sogenannte „gute“ Cholesterin
- Cholesterin (LDL und HDL) ist absolut lebensnotwendig und wird größtenteils vom Körper selbst produziert
- *Hinweis: Die Natur hat alle Prozesse sinnvoll angelegt! Sie möchte nur Gutes!*
- Cholesterin braucht LDL und HDL, um durch den Körper transportiert zu werden.
- HDL ist der Transporteur von Cholesterin aus der Nahrung zur Leber. Hier wird es zu freiem Cholesterin verarbeitet.
- LDL nimmt das freie Cholesterin auf und transportiert es zu den Körperzellen.
- Das LDL-Cholesterin-Paket bildet die Grundsubstanz für die Steroidhormone (Sexualhormon und Cortisol), Vitamin D3 und Gallensäure.
- LDL ist auch zur Abdichtung der Arterien da.
- Cholesterin erhöht die Stabilität der Zelle.
- Nach diesem Wissenstand ist es absurd, LDL als „böse“ zu bezeichnen.
- 80 % des Cholesterins wird in der Leber gebildet. Dadurch kann der Wert maximal für 24 bis 48 Stunden um 5 % durch die Nahrung verringert werden. Dann

greift die Leber mit einer erhöhten Cholesterinproduktion ein.

Auch hier hat die Pharmaindustrie eingegriffen und der Normalwert wurde auf 200 festgelegt. Seitdem wird jede Person, deren Blutwerte darüber liegen, therapiert. Von einem zu hohen oder zu niedrigen Wert kann man wenig ableiten. Meist ist dieser familiär bedingt.

Wenn sich aber plötzlich der Wert verändert, was er wirklich selten tut, können folgende Faktoren eine Rolle spielen: Bewegungsmangel, Fettleibigkeit, Alkohol, Nebenwirkungen von Medikamenten wie Betablocker oder Kortison. Erhöhte Cholesterinwerte sind ganz allgemein ein Anzeichen für vermehrten Stress. Verschiedene Konflikte können hierfür infrage kommen: *Schilddrüsen-, Nierensammelrohr-, Nebennieren-, Leber- oder Zuckerkonflikte.*

Allergien/Unverträglichkeiten

Histamin

- Ist ein Hormon und ein Neurotransmitter und kommt in verschiedenen Konzentrationen in unserer Nahrung vor.
- Teilweise wird es vom Bindegewebe und den Mastzellen selbst gebildet.
- Ob die Beschwerden durch eine Nahrungs-umstellung besser werden, kann man selbst testen, das ist sehr zuverlässig.
- Weniger sicher ist die Diagnose durch Haut, Blut und Stuhl.

- Ist der Test positiv, liegt ein Konflikt (*Alarmbereitschaftskonflikt*) der Mastzellen vor.
- Ein *Alarmbereitschaftskonflikt* kommt bei Menschen vor, die denken, dass die Welt / das Leben unberechenbar ist und man immer auf der Hut sein muss.
- Histamin verstärkt im Allgemeinen die Reparatursymptome.
- Diese Symptome manifestieren sich immer an den Schleimhäuten (Nase, Auge, Darm).
- Das Symptom wird wie durch ein Feuer im Gewebe entfacht, weil der Betroffene hierdurch sein „Aggressionsfeuer“ durchlebt.
- Die große Frage lautet also: Wovor möchte sich der Betroffene schützen?

Diaminoxidase (DAO)
- Ist ein kupferhaltiges Enzym, welches Histamin im Körper abbaut.
- Der Test ist sehr aufwendig und nur wenig aussagekräftig.
- Dies gibt Hinweise darauf, dass Histamin bei der Allergie (Schiene) die Hauptrolle spielen könnte.
- Ist der Test auffällig, ist das ein weiteres Indiz dafür, dass ein Konflikt der Mastzellen (*Alarmbereitschaftskonflikt*) vorliegt.

Bauchspeicheldrüse

Blutzucker

Allgemein:

- Der Blutzuckerwert bestimmt die Konzentration von Glukose im Blut.
- Laut Schulmedizin liegt der Normalwert bei einem Erwachsenen zwischen 70 und 100 mg/dl.
- Ist der Wert vermindert, kann ein *Angst-/Ekelkonflikt* der Alphainselzellen der Bauchspeicheldrüse vorliegen.
- Ist der Wert erhöht, kann ein *Angst-/Ekelkonflikt* der Betainselzellen der Bauchspeicheldrüse oder ein Konflikt der Nebennierenrinde vorliegen.

Zuckerhämoglobin (Langzeitzucker, HbA1c)

- Dieser Wert gibt Auskunft über den Zucker der letzten 4 bis 12 Wochen.
- Er ist aussagekräftiger als der nüchterne Blutzuckerwert.
- Ist der Wert erhöht, liegt auch hier ein *Angst-/Ekelkonflikt* vor.
- In der Schulmedizin liegt hier die Grenze bei 6,5 % und es wird dann bereits therapiert; aus Sicht der Germanischen Heilkunde® ist dieser Wert zu niedrig angesetzt.

Niere

Kreatin
- ist ein Stoffwechselprodukt in der Muskulatur.
- Der Wert ist stark muskelabhängig.
- In der Germanischen Heilkunde® ist der Wert im Serum am wichtigsten.
- Ist der Wert erhöht, kann eine konfliktaktive Phase eines *Flüchtlings-/ Existenz- oder Alleingelassenseins-Konflikts* vorliegen (Kapitel 3; Wassereinlagerung).
- Kreatin, Harnstoff und Harnsäure werden im Körper behalten, um im Notfall Reserven zu haben.
- Der Wert kann auch bei muskulösen Personen direkt nach Muskelanstrengung oder hohem Fleischkonsum erhöht sein.

Fazit
Ich habe Ihnen in diesem Kapitel eine andere Sicht auf verschiedene Laborwerte und Medikamente gezeigt. Damit wünsche ich mir für Sie, dass Sie manches aus einem anderen Blickwinkel betrachten. Nutzen Sie Ihr neues Wissen sinnvoll. Ein gesundes und langes Leben erfordert oft eine Umstrukturierung des Lebensstils, der Glaubenssätze und eine Änderung der Gewohnheiten.

Übungen - Reflexion

Erste Übung

Schreiben Sie auf, was in diesem Kapitel für Sie neu war.

Zweite Übung
Was nehmen Sie aus diesem Kapitel mit?

Dritte Übung
Überdenken Sie Ihre Medikamenteneinnahmen. Fragen Sie sich: Brauche ich dieses Medikament wirklich? Gibt es vielleicht eine Alternative? Wenn Sie unsicher sind, gibt es Therapeuten die mit dem Wissen der Germanischen Heilkunde® arbeiten.

8. Alternative Heilmethoden

Unsere Eingangstür

In diesem Kapitel möchte ich Ihnen alternative Heilmethoden vorstellen. Jede dieser Methoden hat dasselbe Ziel: der hilfesuchenden Person zu helfen.

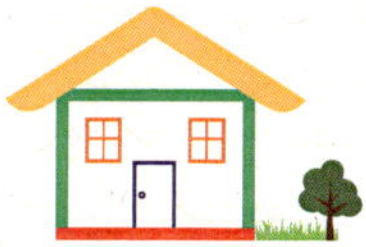

Blasenentzündung

Soweit ich zurückdenken kann, habe ich über die ganzen Jahre hinweg immer wiederkehrende Blasenentzündungen. Sie waren mal mehr, mal weniger schlimm. Mein Arzt und andere Personen, mit denen ich über dieses Thema sprach, sagten immer wieder dasselbe: „Zieh dich warm an, deck deine Nieren zu, setz dich nicht auf einen kalten Untergrund.“ Ab einem gewissen Alter hieß es dann: „Nach dem Sex musst du sofort auf die Toilette gehen, sonst gelangen Bakterien in den Harnleiter und du bekommst eine Blasenentzündung.“ Ich denke, jede Frau kennt diese Ratschläge.

Eines Tages fragte ich, warum Männer keine Blasenentzündung bekommen. Die Antwort darauf war Folgende: „Bei Männern ist der Harnleiter viel länger als bei Frauen.“ Das hörte sich für mich logisch an, deshalb habe ich es nicht weiter hinterfragt.

Die erste wiederkehrende Blasenentzündung, an die ich mich erinnern kann, war, als ich einen zehn Jahre älteren Mann kennenlernte. Anfangs konnte ich mein Glück gar nicht fassen, dass er Interesse an mir hatte.

Durch den Altersunterschied sah ich zu ihm auf und wollte ihm gefallen. So entstand nach und nach der *Reviermarkierungskonflikt*, welcher mit der Blase verknüpft ist.

Er war ein angesehener Webdesigner und wollte auch für mich einen aus seiner Sicht anerkannten Job finden. Mein Wunsch war es, mit Menschen zu arbeiten und ihnen helfen zu können. Als ich ihm damals erzählte, welche Ausbildung mir vorschwebte, war er nicht begeistert. Er wollte mich davon überzeugen, einen „besseren" Beruf zu erlernen.

Zu der damaligen Zeit wusste ich natürlich nicht, dass meine immer wiederkehrende Blasenentzündung mit diesem Konflikt zusammenhing. Damals bekam ich mehrmals Antibiotika verschrieben und erhielt immer wieder dieselben guten Ratschläge.

Nach einer gewissen Zeit ging er zu seiner Exfreundin zurück und wir hatten keinen Kontakt mehr. So löste sich der Konflikt bei mir auf, weil niemand mehr da war, der in mein Revier eingriff.

Viele Jahre später war ich dann in einer ähnlichen Situation. Diese Person wollte ebenfalls über mein Leben bestimmen, und ich habe es teilweise zugelassen. Er versuchte mir vorzuschreiben, wo ich wohnen und wo ich arbeiten sollte. Um ihm zu gefallen, begann ich mich für andere Stellen zu bewerben und nach einer neuen Wohnung zu suchen. So war ein weiterer Reviermarkierungskonflikt geschaffen. Mein Arzt hat mir wieder Antibiotika verschrieben.

Nach der Einnahme des Antibiotikums bekam ich oft einen Scheidenpilz. Mein Arzt begründete das damit, dass mit dem Antibiotikum auch die „guten“ Bakterien abgetötet werden und der Scheidenpilz eine Folgeerkrankung sei. Ich fragte mich: Müsste dieser Pilz dann nicht immer nach Antibiotikaeinnahmen auftreten? Ich bekam nicht immer einen Pilz nach der Einnahme von Antibiotika.

Aus Sicht der Germanischen Heilkunde® scheint das Ganze für mich logischer. Bei mir lag ein *Brockenkonflikt* vor, weil ich in der Zeit der Blasenentzündung keinen Geschlechtsverkehr mit meinem Partner mehr haben konnte. In diesem Fall sehnte sich mein Körper nach dem sexuellen Kontakt, und so entstand dieser Konflikt mit den beschriebenen Symptomen.

Auch bei diesen Konflikten treten die Symptome erst in der Heilungsphase auf. Das heißt, sobald die Symptome der Blasenentzündung weg waren, konnte der Brockenkonflikt, dass ich mit meinem Partner keinen Geschlechtsverkehr haben konnte, gelöst werden, und so entstand in weiterer Folge (wenn ich einen Partner hatte) ein Pilzinfekt.

Mit den Jahren habe ich mir immer weniger vorschreiben lassen und lernte aus meinem damaligen Verhalten. Deshalb hatte ich jahrelang keine Blasenentzündung mehr.

Vor einem Jahr dann der Schock: wieder eine Blasenentzündung. Dieses Mal aber so schlimm, dass ich täglich mit einer Wärmflasche auf dem Schoß zur Arbeit fahren musste. Ohne sie waren die Schmerzen nicht auszuhalten. Diese Blasenentzündung ging auch nicht, wie sonst, nach ein paar Tagen wieder vorbei, sondern sie blieb über mehrere Wochen bestehen.

Aus Interesse ging ich zu meinem Hausarzt und gab eine Urinprobe ab. Anfangs waren noch Bakterien und Blut nachzuweisen. Nach zwei Wochen war der Urin völlig in Ordnung. Trotzdem blieben die Schmerzen.

Ich wollte auf keinen Fall wieder Antibiotika einnehmen und griff deshalb, auf Empfehlung meiner Osteopathin, zu einem pflanzlichen Antibiotikum (Angocin Infekt N). Dieses Medikament habe ich Ihnen bereits im Kapitel 7 vorgestellt. Meine Symptome wurden zwar gelindert, weg gingen sie aber nicht.

Drei Monate, nachdem ich die Zeit mit Schmerzen verbracht hatte, lernte ich die Germanische Heilkunde® kennen. Dies war für mich ein Durchbruch. Ich hatte sehr viele Aha-Momente und belas mich gleich zum Thema „Blasenentzündung". Mir war sofort klar, welche Situation zu meinen Symptomen geführt hatte.

Vor ein paar Jahren hatte ich ein Haus gekauft und es umgebaut. Der Umbau war noch nicht fertig gestellt. Zu dem damaligen Zeitpunkt lernte ich einen Mann kennen, der sich ohne meine Grenzen zu wahren in alles einmischte. Nicht nur wegen der Baustelle, sondern auch in anderen, persönlicheren Bereichen. Er respektierte meine Reviergrenze nicht.

Ich setzte mir damals in den Kopf, dass es mein Haus sei und ich zukünftig die Entscheidungen allein träfe. Das akzeptierte er nicht, und jedes Mal, wenn er sich einmischte, wuchs der Konflikt.

Ich denke, über die ganzen Jahre hinweg baute sich bei mir eine Schiene auf. Sobald mir ein Partner sagte, was ich zu tun oder zu lassen hätte, ich meine Grenzen nicht klar aufzeigte oder sie nicht akzeptiert/respektiert wurden, kam immer wieder der *Reviermarkierungskonflikt* auf.

Bei diesem Konflikt wird die Reviergrenze nicht respektiert und wir können sie deshalb nicht „markieren". Wichtig ist zu verstehen, dass es dabei nicht nur um materielle Dinge geht, wie beispielsweise ein Haus. Größtenteils geht es um den eigenen Weg, die eigenen Denkweisen und Glaubenssätze. Auch hier können Ihre Grenzen von anderen Personen überschritten werden, wenn Sie diese nicht klar aufzeigen.

Als Kind war ich Bettnässerin. Um das „Problem" in den Griff zu bekommen, musste ich leider viele Untersuchungen über mich ergehen lassen. Aus meiner heutigen Sicht hatte ich schon damals einen *Reviermarkierungskonflikt*. Dieses nächtliche Einnässen stellt die Heilungsphase des Konflikts dar. Empfindet das Kind sein Zimmer nicht als sein Revier, bleibt nur noch das Bett als sein Revier übrig. Nachts geht das Kind in Heilung und markiert dieses. Ob dieser Konflikt wirklich zu mir gehört oder ob ich ihn durch eine familiäre Prägung übernommen habe, kann ich nicht sicher sagen. Auch andere Familienmitglieder hatten dieses „Problem". Deshalb gehe ich davon aus, dass meine Familie diese Prägung von Vorfahren übernommen hat. Mehr zum Thema Prägung finden Sie in Kapitel 10.

Kopfschmerzen

Mein Sohn hatte vor ein paar Jahren häufig Kopfschmerzen. Diese beeinträchtigten ihn im Alltag. Um

Schlimmeres auszuschließen, gingen wir zur Hausärztin. Sie veranlasste verschiedene Untersuchungen, wie einen Sehtest, ein EEG (Gehirnstrommessung) und eine Blutuntersuchung. Dabei kam heraus, dass er völlig gesund war. Natürlich freute ich mich sehr darüber. Sie verschrieb ihm wegen der anhaltenden Kopfschmerzen pflanzliche Schmerztabletten (Spigelon, frei käuflich).

Ich sagte ihm anfangs nicht, dass diese Tabletten pflanzlich sind. Ich wollte erst abwarten, ob sie ihm wirklich halfen. Ab der ersten Einnahme wirkten sie sofort, und sogar heute nimmt er sie noch ab und zu. Und das, obwohl er mittlerweile weiß, dass es ein pflanzliches Mittel ist. Ich bin mir in diesem Fall nicht sicher, ob hier der Placebo-Effekt wirkt oder die Inhaltsstoffe der Tabletten. Ich denke, sein Glaube an die Tabletten hilft.

Aus germanischer Sicht sind seine Symptome wie folgt zu erklären: Zu der Zeit, als er die massiven Kopfschmerzen hatte, waren wir gerade 200 Kilometer von unserem Heimatort weggezogen. Er war der Neue im Dorf. Die ansässigen Kinder waren miteinander aufgewachsen und es fiel ihm schwer, sich dort einzugliedern. Er wurde oft gehänselt, gemobbt und lächerlich gemacht. Dies war ein *Trennungskonflikt* im Bezug auf das Gesicht. Er wurde von den Kindern nicht gesehen/anerkannt.

Die Kopfschmerzen traten meist zu Hause auf. Das spricht dafür, dass er in die Heilungsphase ging, sobald er nach Hause kam, und dann zeigte sich das Symptom „Kopfschmerz".

In dem Moment, als wir die Untersuchungen machen ließen und die Ärztin sich um ihn kümmerte, wurde der Konflikt zusätzlich gelöst. Sie hat ihn gesehen und anerkannt. Ich denke, das war einer der Gründe, warum die Tabletten auch zu Hause halfen. Er verknüpfte sie unbewusst mit der helfenden Ärztin.

Mein Sohn schaffte sich aus dieser Erfahrung heraus ein sehr dickes Fell an. Ich war für ihn da, sprach ihm gut zu und sagte ihm, dass er nichts darauf geben solle, was die anderen Kids sagten. Irgendwann machte er das zu seiner Lebenseinstellung. Seitdem hat er nur noch sehr selten Kopfschmerzen. Ich bin jedes Mal wieder überrascht, wie er heute mit Kritik und Ärger umgeht. Es ist ihm größtenteils egal, was andere von ihm halten. Er ist an diesem Erlebnis gewachsen.

Nach meinen ersten Erfahrungen mit alternativen Heilmethoden entschloss ich mich dazu, mich mehr mit der Homöopathie, dem Beruf des Heilpraktikers und des Osteopathen zu beschäftigen. Ich war öfter bei meiner Osteopathin. Sie konnte mir für den Moment sehr gut helfen. Solange ich aber meine Konflikte nicht gelöst hatte, kamen die Symptome immer wieder.

Jede dieser Methoden, sei es Osteopathie, Homöopathie, Heilpraktiker, Chiropraktiker oder auch die Methoden spiritueller Menschen wie Anton Styger oder Laura Malina Seiler, können Ihnen helfen zu heilen. Wichtig sind hier Ihr Glaube und Ihr Vertrauen in die Methode und an die Person.

Spiritualität

2021/2022 habe ich mich ausgiebig mit dem Thema Spiritualität beschäftigt. Hier gehen die Meinungen oft auseinander. Für mich war Spiritualität früher Hokuspokus und ich musste dabei immer an Hippies denken. Mit „solchen" Leuten wollte ich nichts zu tun haben. Doch im Lauf der Zeit wurde die Spiritualität etwas ganz anderes für mich.

Meine ersten Berührungspunkte mit dem Thema hatte ich schon vor ein paar Jahren über Biyon Kattilathu. In seinen Videos und Bildern fand ich mich oft wieder. 2020 stieß ich dann auf Laura Malina Seiler. Ihre Podcasts haben mich oft auf meinem Arbeitsweg begleitet.

Für mich bedeutet Spiritualität heute Achtsamkeit und Bewusst-Sein sowie Liebe und Vertrauen in das Leben zu haben und sich geborgen zu fühlen. Außerdem geht es für mich darum, es mir selbst wert zu sein, mein Leben so zu führen, wie ich möchte, ohne Einflussnahme durch die Außenwelt.

Zu diesem Thema hatte ich vor gar nicht so langer Zeit ein interessantes Erlebnis in Köln. Ich beschäftigte mich gerade mit germanischer Mythologie und stieß dabei auf ein Buch von Harry Eilenstein. Harry hat eine Webseite und ich war von seiner Lebensgeschichte und den weiteren Informationen gefesselt. Als ich sah, dass er auch Beratungen anbietet, bekam ich immer wieder den Impuls, ihn anzurufen. Ich traute mich aber nicht und fragte mich immer wieder: „Warum soll ich denn überhaupt bei ihm anrufen?"

Irgendwann folgte ich dem Impuls schließlich doch und sagte am Telefon: „Ich weiß, es hört sich verrückt an, aber ich weiß nicht, warum ich Sie anrufe. Ich bin einem Impuls nachgegangen."

Harry lachte und antwortete, dass er das öfter zu hören bekäme. Wir unterhielten uns eine Stunde lang und ich erzählte ihm ein wenig aus meinem Leben. Irgendwann kam ich an den Punkt, dass ich ihn besuchen wollte. Er sprach von einer Traumreise ins Innere und von einer Familienaufstellung. Beides weckte mein Interesse. Natürlich war ich erst einmal skeptisch und dachte: „Hoffentlich ist das kein Verrückter." Ich blieb aber im Vertrauen. Mir war es wichtig, einmal eine andere spirituelle Seite kennenzulernen.

Als ich bei Harry ankam, war ich zunächst gehemmt und unsicher. Im Laufe des Gesprächs erzählte ich ihm, dass ich mich seit längerer Zeit mit mir selbst und der großen Frage: „Was will ich in meinem Leben" beschäftige. Ich sprach von meiner frühen Schwangerschaft und dass ich immer für alle anderen gelebt hatte, nur nicht für mich selbst. Ich wollte allen gefallen und sie zufrieden stellen. Auch in Bezug auf meine Partner machte ich mich stets klein und verhielt mich unterwürfig. Ich setzte selten richtige Grenzen. Auf der Arbeit war das anders. Dort kannte ich meinen Stellenwert, war selbstbewusst und zog klar Stellung zu meiner Meinung.

Nach meinen Erzählungen schlug mir Harry eine Übung vor. Zuerst stellte ich mich mit dem Rücken zu ihm und schloss die Augen. Er kam auf mich zu gelaufen und ich sollte nachspüren, wann meine Grenze erreicht wäre, und dann STOP sagen. Wichtig war, dass er nur stehen blieb, wenn ich energetisch und klar STOP sagte.

Danach führten wir dieselbe Übung mit meiner rechten und linken Seite und schließlich noch von vorn durch. Jedes Mal waren meine Augen geschlossen und ich sagte STOP, wenn er mir nah genug war. Dabei merkten wir schnell, dass der Abstand schon am Anfang nicht groß genug war. Also nutzten wir die volle Länge seiner Wohnung aus. Ab diesem Zeitpunkt stand ich zu ihm gewandt und hatte die Augen geöffnet. Ich sollte wieder STOP sagen, wenn er für mich nah genug war. Er blieb weiterhin nur dann stehen, wenn ich derart STOP sagte, dass es bei ihm auch auf der Gefühlsebene ankam.

Interessant war, dass ich mit geschlossenen Augen entschlossener STOP sagte, als mit offenen Augen. Waren meine Augen geöffnet versuchte ich, körperlich STOP zu sagen. Ich hob meine Hand dabei. Sobald er weiter auf mich zu ging, war ich so verunsichert, dass ich mehrfach STOP sagte und mehrere Schritte rückwärts ging (hinter mir war seine Haustür, ich konnte nicht noch mehr Abstand zwischen uns bringen). Ich schaffte es zu diesem Zeitpunkt nie, es so entschlossen zu sagen, dass er stehenblieb.

Wir wiederholten diese Übung mehrfach, weil wir testen wollten, ob ich mich mit der Zeit anders verhielt. Meine Reaktion blieb aber unverändert.

Irgendwann setzen wir uns hin und unterhielten uns weiter. Das Gespräch kam auf meine Eltern und er fragte mich, ob sich diese aus meiner Sicht so verhalten würden, wie es gute Eltern, in meinen Augen, tun sollten. (Ich liebe meine Eltern von ganzem Herzen. Ich brauchte all diese Erfahrungen, um zu der Person zu werden, die ich heute bin. Dafür bin ich dankbar.)

Ich konnte die Frage zu diesem Zeitpunkt nur verneinen. Daraufhin fragte er mich, was in meinen Augen die perfekten Eltern ausmachen würde. Mir Liebe und Geborgenheit zu geben, egal welchen Weg ich gehe. Mich zu unterstützen, auch wenn Sie von meiner Entscheidung nicht begeistert sind und das Sie ohne Erwartungen für mich da sind. Und noch vieles mehr…

Er sagte daraufhin: „Gib deinen Wunscheltern einen Namen.“

Ich nannte sie Mutter und Vater.

Dann machten wir die Übung noch einmal. Ich sollte die Augen schließen und mir vorstellen, dass diese „perfekten“ Eltern hinter mir stünden und jeweils eine Hand auf meine Schulter legten. Als Harry auf mich zukam und ich STOP sagte, erschraken wir beide, so energisch war meine Stimme.

Wir machten die Übung dann noch ein paarmal. Ich musste jedes Mal lachen, weil ich so verblüfft davon war, wie klar ich mit einem Mal STOP sagen konnte.

Irgendwann setzen wir uns wieder und unterhielten uns über Krafttiere. Er fragte mich: „Kennst du dein Krafttier?“

„Ich habe mich zwar schon mit dem Thema befasst, aber ich bin mir unsicher, ob das, was mir in den Sinn kommt, mein Krafttier ist. Kann ich denn zwei Krafttiere haben?“, fragte ich.

Er sah mich beruhigend an und sagte: „Natürlich kannst du zwei haben. Ich habe auch zwei. Eine männliche und eine weibliche Version.“

Das überraschte mich und ich antwortete: „Mein Krafttier ist ein Löwe. Und nicht nur ein Löwe, sondern auch eine Löwin. Ich fühle mich mit beiden tief verbunden."

Daraufhin wollten wir testen, was passieren würde, wenn ich nicht „nur" meine „perfekten" Eltern hinter mir stehen hatte, sondern auch meine Krafttiere. Ich schloss die Augen und stellte mir vor, wie die Hand meiner „perfekten" Eltern auf meinen Schultern ruhten. Meine beiden Krafttiere setzte ich links und rechts neben mich. Nachdem ich mich energetisch auf die ganze Situation eingestimmt hatte, kam Harry auf mich zu. Als ich diesmal STOP sagte, war der Schock noch größer als zuvor.

Harry sagte nur: „Wo kam denn das auf einmal her?" Danach war uns klar, dass eine enorme Kraft in mir schlummert, die großes Potenzial hat und mir in dem Moment erst bewusst wurde.

Diese Übung hat mir viel Klarheit gegeben. Ich habe sie mit nach Hause genommen und in meinen Alltag integriert. Seitdem habe ich meine Grenzen viel öfter und viel klarer gesetzt. Natürlich kann ich mein Verhalten nicht von heute auf morgen vollkommen verändern, aber ich weiß, je öfter ich übe, desto besser kann ich an schwierigen Situationen wachsen.

Kennlernphase

Vor Kurzem hatte ich wieder eine solche Situation. Mich sprach mehrfach ein Mann im Fitnessstudio an. Anfangs blockte ich ab und wollte ihn nicht kennenlernen. Er war sehr hartnäckig und ich gab ihm schließlich doch eine Chance. So war ich zunächst in alte Muster zurückgefallen. Ich war mir selbst einen Moment lang untreu. Nach ein paar Tagen bemerkte ich das, bezog klar Stellung und entfernte diese Person aus meinem Leben.

Was habe ich aus dieser Begegnung mitgenommen? Ich darf meine Grenzen klar ziehen, egal was mein Gegenüber darüber denkt. Dies sind nämlich meine Grenzen! Wenn die Person in mein Leben gehört und auch dort bleiben soll, wird sie es tun, ob ich meine Grenzen klar setze oder nicht. Hierbei ist es auch wichtig, dass das Gegenüber die Grenzen respektiert und akzeptiert. Jede Person tritt aus einem bestimmten Grund in unser Leben.

Ich denke, meine Unsicherheit stammt aus meiner Kindheit. Zwar habe ich mit fünfzehn Jahren meinen Sohn bekommen und mein Leben allein gemeistert, war aber trotzdem ein unsicherer Teenager. Auf diesem Weg habe ich mich und meinen Selbst-Wert vernachlässigt. Ich habe mir einen Schutzpanzer aus Perfektionismus erschaffen und versucht, alle anderen zufriedenzustellen.

Sind Sie unsicher? Wenn ja, woher kommt Ihre Unsicherheit?

Das Wichtigste ist, zu wissen, wer Sie sind und wohin Sie möchten. Kennen Sie Ihren Selbst-Wert?

Berufsgruppen

Was die einzelnen Berufsgruppen der alternativen Heilverfahren tun, können Sie überall nachlesen. Ich gebe Ihnen hier meine Einschätzung und meine Erfahrung weiter.

Heilpraktiker:

- arbeitet ganzheitlich
- schaut sich den Menschen im Ganzen an
- ein enormer Vorteil ist es, wenn der Heilpraktiker auch die germanische Medizin kennt

Leider werden die Heilpraktiker in ihrem Handeln durch viele Gesetze sehr eingeschränkt. Dadurch werden sie klein gehalten, damit die Menschen hauptsächlich auf die Schulmedizin hören und hier Geld einbringen.

Osteopath:

- Voraussetzung ist die Heilpraktiker-Ausbildung
- Arbeitet auch ganzheitlich
- sieht nicht „nur" eine Krankheit, sondern die komplette Situation seiner Patienten

Chiropraktiker:

- löst Funktionsstörungen am Bewegungsapparat auf (es ist eine sehr „knackige" Begegnung)
- sollte nur einmal in Anspruch genommen werden

Homöopathie:

- arbeitet gegensätzlich, das bedeutet, wenn Sie Beschwerden haben, wird Ihnen ein Mittel gegeben, das im beschwerdefreien Zustand genau diese Symptome auslösen würde

Wenn Sie mehr über die verschiedenen Berufsgruppen erfahren möchten, gibt es genug Möglichkeiten, sich zu belesen.

Anderer Blickwinkel

Spiritualität kann man auf verschiedene Weise leben und interpretieren. Außerdem gibt es viele Methoden, sich selbst zu heilen und dem Körper Gutes zu tun.
Meditation, Atemübungen, Yoga oder Tai-Chi kann ich Ihnen nur ans Herz legen. Bei all diesen Methoden können Sie sich gut mit sich selbst und Ihrem Körper verbinden, zur Ruhe kommen und heilen.

All die aufgelisteten alternativen Heilmethoden können Ihnen einen Perspektivenwechsel ermöglichen und Ihnen unabhängig von Medikamenten helfen zu heilen. Die größte Herausforderung ist hierbei, aus der eigenen Komfortzone zu kommen und sich mit sich selbst zu beschäftigen. Sie dürfen sich im Klaren sein, dass Sie selbst für Ihr Leben verantwortlich sind. Sie entscheiden selbst, mit welcher Einstellung Sie durchs Leben gehen und wie Sie in der jeweiligen Situation reagieren.
Wenn wir von jemandem in unseren Augen falsch behandelt werden und uns das wirklich auf der Gefühlsebene trifft, halten diese Menschen uns einen Spiegel vor, der sagt: Schau, wie du dich behandelst! Ist jemand zu Ihnen respektlos, sind Sie zu sich selbst respektlos. Behandelt Sie jemand schlecht, überlegen Sie, wie Sie

mit anderen umgehen oder wie Sie mit sich selbst umgehen.
Genauso können Sie ein Spiegel einer anderen Person sein. Unsere Gefühle zeigen uns auf, ob wir der Spiegel oder der Gespiegelte sind.

Spiritueller Sinn von Krankheiten und Unfällen
Wissen Sie, was der spirituelle Sinn von Krankheiten und Unfällen ist?
Hierzu möchte ich Ihnen zwei Personen vorstellen, die sich mit diesem Thema näher befasst haben: Dr. Rüdiger Dahlke und Louise Hay. Ihnen zufolge können diese Möglichkeiten infrage kommen:

- Wir werden aufgefordert, uns neu zu orientieren (Privatleben oder Beruf).
- Änderung unserer Lebenseinstellung, beispielsweise Oberflächlichkeit, Perfektionismus, Egoismus und noch vieles mehr. Diese Eigenschaften sind Schutzmechanismen, die wir uns mit der Zeit aneignen, um uns gut und sicher zu fühlen.
- Veränderung unseres Lebens, z. B. zu wenig Schlaf, Alkohol- oder Drogenmissbrauch.
- Prüfung des Vertrauens und der Hingabe zu sich selbst.

Um den spirituellen Sinn herauszufinden, können Sie sich verschiedene Fragen stellen:

1. Wozu veranlasst mich die „Krankheit“ oder der Unfall?

2. Welche positiven Seiten hat meine Situation, Krankheit oder mein Unfall?
3. Worüber denke ich zurzeit vermehrt nach?
4. Welche Verhaltensmuster darf ich überdenken?
5. Welche Gefühle tauchen immer wieder auf?

Noch mal: Wir bekommen immer genau die Menschen in unser Leben geschickt, die uns helfen, weiter zu wachsen und zu uns selbst zu finden. All diese Menschen haben einen Grund, in unserem Leben zu sein. Sie bringen uns in Form einer Erfahrung weiter.

Ich kenne Sie!
Lieber Leser, liebe Leserin, es mag Sie überraschen, aber ich kenne Sie persönlich. So würde ich Sie einschätzen:
Sie brauchen die Zuneigung und Bewunderung anderer und neigen zur Selbstkritik. Zwar hat Ihre Persönlichkeit einige Schwächen, doch können Sie diese im Allgemeinen ausgleichen. Sie haben beträchtliche Fähigkeiten, die brach liegen. Äußerlich diszipliniert und kontrolliert, fühlen Sie sich ängstlich und unsicher, mitunter zweifeln Sie an der Richtigkeit Ihrer Entscheidungen. Sie bevorzugen ein gewisses Maß an Veränderungen und sind unzufrieden, wenn Sie von Verboten und Beschränkungen eingeengt werden. Sie sind stolz auf Ihr unabhängiges Denken und nehmen anderer Leute Aussagen nicht unbewiesen hin. Sie erachten es für unklug, sich anderen zu freimütig zu öffnen. Manchmal verhalten Sie sich extrovertiert, leutselig und aufgeschlossen, manchmal auch introvertiert, skeptisch und

zurückhaltend. Ihre Wünsche scheinen mitunter eher unrealistisch.
Erkennen Sie sich wieder?

Auf einer Skala von 0 bis 5 (0 = unzutreffend und
5 = treffend): Wie gut habe ich Sie beschrieben?

Antwort:

____

Experiment
Im Jahr 1948 gab der Psychologe Bertram Forer genau diesen Text seinen Studenten. Er erstellte ihn mithilfe verschiedener Astrologiespalten aus Zeitschriften. Er sagte den Studenten, dass er diese Beschreibung explizit für jeden einzelnen von ihnen geschrieben hätte. Im Schnitt bewerteten die Studenten den Text mit 4,3, das heißt, mit einer Treffgenauigkeit von 86 %. Dieses Experiment wurde in den letzten Jahrzenten hunderte Male wiederholt und die Ergebnisse waren praktisch identisch. Höchstwahrscheinlich haben auch Sie den Text mit einer 4 oder 5 bewertet.

Menschen haben die Tendenz, Persönlichkeitsbeschreibungen, die auf viele andere Menschen ebenfalls passen, in Bezug auf sich selbst als höchst zutreffend einzustufen. Diesen Effekt nennen die Forscher Forer-Effekt. Er erklärt, warum die Pseudowissenschaften Astrologie, Astrotherapie, Graphologie, Handlesen, Tarot-Karten und Rückführungen ins Reich der Verstorbenen so gut funktionieren. Aber was macht diesen Text aus?

Erstens: Er ist sehr allgemein gehalten. Jeder zweifelt beispielsweise einmal an der Richtigkeit seines Tuns.

Zweitens: Schmeichelhafte Aussagen, auch wenn sie nicht zutreffen, akzeptieren wir trotzdem gerne.

Drittens: Der Text ist frei von Negationen (kein, keine, nicht, niemals, niemand usw.). Unser Unterbewusstsein spielt bei der Beschreibung der Eigenschaften aus dem

Text Bilder in unserem Kopf ab, von Situationen, die wir erlebt haben und die zu den Eigenschaften passen. So identifizieren wir uns viel leichter mit dem Text.

Viertens: Wir sehen immer nur das, was unserem Selbstbild entspricht, und filtern alles andere unbewusst aus.

Also, ein wirklicher Guru kann sein Können unter Beweis stellen, wenn er 20 Menschen Ihrer Wahl charakterisiert, und dies bei fast jeder Person zutreffend.

Diesen Text habe ich aus einem Buch (Die Kunst des klugen Handelns von Rolf Dobelli). Ich fand ihn sehr interessant und wollte ihn Ihnen nicht vorenthalten. Ich finde er zeigt auf, dass Sie nicht immer alles glauben sollten, was Ihnen gesagt wird. Seien Sie aufmerksam und bilden Sie sich immer Ihre eigene Meinung.

Ich bin überzeugt, dass wir gewisse Charaktereigenschaften bei unserer Geburt durch das Sternzeichen, den Aszendenten und das Mondzeichen mitgegeben bekommen. Die sogenannten „Schwächen" können wir, wenn wir sie erkennen, für uns nutzen und daran wachsen. Also lassen Sie sich nicht verunsichern und glauben Sie an sich!

Das Schöne ist, dass ich bei meiner Recherche herausgefunden habe, dass viel mehr Menschen in den letzten Jahren gegenüber alternativen Heilmethoden offener geworden sind. Bei Erkältungssymptomen, Magen-Darm-Beschwerden, Autoimmunerkrankungen oder

Stresssymptomen werden viel häufiger alternative Methoden beansprucht als früher.

Genauso ist Spiritualität viel populärer geworden. Immer mehr Menschen beschäftigen sich mit sich selbst und ihrer Persönlichkeit. Dadurch erfahren viele die Selbstheilung.

Ich wünsche mir und bin auch davon überzeugt, dass wir es schaffen werden, in den nächsten Jahren immer mehr Klarheit über das Wunder der Natur, unseren Körper, zu bekommen und den natürlichen Prozessen in uns mehr Vertrauen zu schenken.

Fazit

Auch hier möchte ich Sie motivieren, auf Ihr Bauchgefühl zu hören. Alle genannten Berufsgruppen, einschließlich des Schulmediziners, wollen grundsätzlich Ihnen als Person helfen. Sie geben meist ihr Bestes.

Fühlen Sie sich bei einem Arzt, Heilpraktiker, Osteopathen oder Ähnlichem unwohl oder nicht verstanden? Haben Sie ein ungutes Gefühl? Dann suchen Sie sich bitte eine Alternative. Das Wichtigste ist Ihr Glaube und Ihr Vertrauen an die Methode und an die Person. Allein die Zuwendung und das Verständnis der Person, bei der Sie Hilfe suchen, reichen manchmal schon aus, um einen Konflikt zu bemerken und/oder zu lösen.

Ich möchte Sie dazu motivieren, sich selbst zu helfen.

Übungen – Reflexion

Erste Übung
Schreiben Sie auf, was in diesem Kapitel für Sie neu war.

____

Zweite Übung
Schreiben Sie auf, was Sie für sich aus diesem Kapitel mitnehmen.

Dritte Übung

Was tun Sie, um im Alltag zu entspannen/runterzufahren? Probieren Sie bitte ab sofort mindestens einmal pro Tag eine kleine Yogaeinheit, Meditation oder Atemübung aus. Hierfür finden Sie im Internet viele geführte Yogaeinheiten (mein absoluter Favorit ist Mady Morrison) sowie Meditationen (Laura Malina Seiler) zu verschiedenen Themen und Atemübungen. Jede einzelne Übung kann zehn Minuten oder auch mal 30 Minuten oder länger dauern. Sie wählen, wie viel Zeit Sie sich nehmen wollen. Atemübungen kann man gut zwischendurch einschieben, gerade wenn Sie gestresst sind.

Tipp

Atemübung:

1. Setzen Sie sich bequem hin und schließen Sie die Augen.
2. Atmen Sie 7 Sekunden lang ein.
3. Halten Sie den Atem für 7 Sekunden an.
4. Lassen Sie den Atem langsam über 7 Sekunden ausfließen.
5. Dies wiederholen Sie bitte dreimal. Sie werden sofort innere Ruhe bemerken.

Zusatz:

Wenn Sie vor der Atemübung noch ein bisschen mehr Zeit haben, können Sie Folgendes tun:

- Blicken Sie im Raum einen x-beliebigen Gegenstand 3 Sekunden lang an.

- Dann blicken Sie den nächsten Gegenstand 3 Sekunden lang an.
- Wiederholen Sie das dreimal.

Unser Gehirn muss innerhalb von ein paar Sekunden viele Bilder und Eindrücke verarbeiten, erst recht, wenn wir im Stress sind. In dem Moment, wenn wir uns eine Zeitlang auf einen Gegenstand konzentrieren, fährt es herunter. So können wir auch unserem Gedankenchaos entkommen, weil wir in diesem Moment bewusst diesen einen Gegenstand anschauen. Danach ist die Atemübung noch viel effektiver.

Yoga:
Auch eine kleine Yogaeinheit ist einfach in den Alltag eingebaut. Ich empfehle, sie morgens durchzuführen. So fangen Sie Ihren Tag viel achtsamer an.

Ich weiß, dass viele Menschen morgens Radio hören oder der Fernseher im Hintergrund läuft. Andere sitzen morgens schon am Smartphone und scrollen durch die sozialen Medien. Dies sind alles Faktoren für einen schlechten Start in den Tag. Deshalb habe ich mir eine Morgenroutine mit einer zehnminütigen Yogaeinheit angeeignet. Je nachdem, wonach mir ist, gibt es danach eine kurze Meditation oder eine Atemübung. So starte ich viel bewusster in meinen Tag.

Spaziergang:
Eine weitere Methode, um zur Ruhe zu kommen und in sich zu gehen, ist die Verbindung mit der Natur. Gehen

Sie so oft wie möglich in die Natur. Gerade Wälder haben eine starke heilsame Wirkung.

9. Germanische Heilkunde®

Unsere Eingangstür

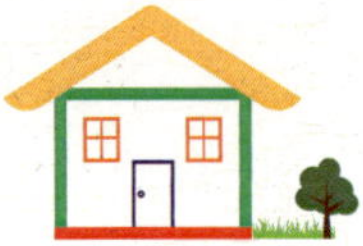

Ich habe in allen bisherigen Kapiteln oftmals Wörter wie Konflikte, sinnvolle biologische Sonderprogramme, Heilungs- oder Reparaturphasen oder konfliktaktive Phasen verwendet. All diese Begriffe kommen aus der Germanischen Heilkunde®.

In diesem Kapitel möchte ich Ihnen diesen Bereich vorstellen. Im Internet werden Sie auf den ersten Blick viel Spott und Hetzerei finden. Davon halte ich Abstand. Mir geht es um den Blickwinkel, den die Germanische Heilkunde® auf unseren Körper aufzeigt.

Ich bin grundsätzlich ein skeptischer Mensch und überzeuge mich gerne selbst von verschiedenen Auffassungen. Auch in diesem Fall habe ich mich sehr viel belesen und überprüft. Darüber habe ich Ihnen in meinen Geschichten ausgiebig berichtet.

Ich bin davon überzeugt, dass die 5 biologischen Naturgesetze die natürlichen Abläufe in unserem Körper sehr gut erklären. Bitte geben Sie diesem Kapitel eine Chance. Seien Sie offen und neugierig auf alles Neue und die Aha-Momente, die auch Sie erleben werden. Ich möchte Ihnen eine andere Sicht auf die verschiedenen Mechanismen unseres Körpers aufzeigen. So können Sie Ihren Körper, verschiedene „Krankheiten" und deren Heilungsprozesse besser verstehen und nachvollziehen.

Sie lernen die Zusammenhänge der drei Ebenen Psyche, Gehirn und Gewebe/Organ kennen. Hierzu brauchen Sie keine medizinischen Vorkenntnisse oder Fachwissen. Das ist das Schöne an der Germanischen Heilkunde®. Jeder kann sie erlernen und verstehen.

Dr. Hamer – Entdecker

Dr. med. Mag. Theol. Ryke Geerd Hamer wurde im Jahr 1935 geboren. Er studierte Medizin, Physik und Theologie und wurde im Jahr 1972 Facharzt für Innere Medizin. Er war der jüngste Arzt Deutschlands, Internist und Patentinhaber. Sein großer Entdecker- und Erfindergeist entwickelte verschiedene Instrumente für den OP-Bereich, wie beispielsweise das „Hamer-Skalpell“, eine spezielle Knochensäge und vieles mehr.

Dr. Hamers Ziel war es, sich mit seiner Familie in Neapel niederzulassen, wofür er die Einnahmen aus den Patenten verwenden wollte. Dort wollte er kostenlos für arme Menschen arbeiten. Durch einen Schicksalsschlag im Jahr 1978 in seiner Familie änderte sich alles. Sein ältester Sohn Dirk wurde auf einer Schiffsreise von dem alkoholisierten Prinzen Emanuel von Savoyen angeschossen. Dabei wurde er tödlich verletzt und starb in den Armen seines Vaters.

Drei Monate nach dem Tod seines Sohnes bekam Dr. Hamer die Diagnose Hodenkrebs. Er war sehr überrascht darüber, da er zu diesem Zeitpunkt ein gesunder Mann war. Daraufhin kam ihm der Gedanke, dass seine Diagnose mit dem Tod seines Sohnes zusammenhängen könnte.

Dr. Hamer arbeitete zu dieser Zeit in einer Krebsklink in München. Er fing an, seine Patienten zu befragen, ob sie ebenfalls ein schockierendes Erlebnis hatten, bevor der Krebs ausgebrochen war. Er war überrascht, dass jeder seiner zweihundert Patienten über ein schockierendes Erlebnis berichtete. Dies war der Beginn von Dr. Hamers Entdeckung.

Sofort berichtete er seinen Kollegen von den Zusammenhängen und hoffte, dadurch wissenschaftliche Diskussionen zu entfachen. Diese hielten jedoch nicht lange an, da die Klinikleitung ihn vor die Wahl stellte, entweder die Klinik zu verlassen oder seinen Thesen sofort abzuschwören. Dr. Hamer ließ sich aber nicht von seiner These abbringen.

Durch seine Forschung konnte er rasch das erste Naturgesetz benennen. Dies lautete „Eiserne Regel des Krebs". Mit seiner Entscheidung, weiter an seiner Entdeckung zu forschen, wendete sich seine komplette ärztliche Laufbahn. 1986 wurde ihm die Arztzulassung entzogen, mit der Begründung des „nicht Abschwörens von der eisernen Regel des Krebs und nicht Bekehrens der Schulmedizin". Er wurde zweimal verhaftet, drei Mordanschläge wurden auf ihn verübt und noch vieles mehr (Nachzulesen in „Einer gegen Alle" von Dr. Hamer).

Dr. Hamer reichte seine Erkenntnisse immer wieder als wissenschaftliche Arbeit (Habilitationsschrift) ein. Er wollte damit die Lehrberechtigung bekommen, um sein Wissen weiterzugeben.

Am 2. Juli 2017 verstarb Dr. Hamer. Er wurde in Erlangen begraben. Dort hatte er seine Frau kennen gelernt und viele glückliche Jahre verbracht. Bis zu seinem Tod hat er um die 50.000 Fälle untersucht und mittels Schädel-CT ausgewertet. Alle belegten seine Entdeckung der 5 biologischen Naturgesetze.

Diese 5 biologischen Naturgesetze beschreiben Ursache und Verlauf fast aller Krankheiten. Sie gelten nicht bei Verletzungen, Vergiftungen und Mangelerkrankungen (schlechte Ernährung, Alkohol, Drogen usw.). Krankheitsprozesse sind sinnvolle biologische Sonderprogramme, auch SBS genannt.

1. biologisches Naturgesetz

Die Ursache von „Krankheiten“ liegt in nicht verkrafteten Konflikterlebnissen.

Drei Kriterien des 1. biologischen Naturgesetzes:

Erstes Kriterium

Es liegt ein biologischer Konflikt vor. Dieser ist hochakut-dramatisch, isolativ (man ist auf sich allein gestellt) und es hat Sie auf dem falschen Fuß erwischt. Jeder Konflikt läuft auf drei Ebenen ab: Psyche, Gehirn, Organ/Gewebe. Dieses erste Kriterium wird auch Dirk-Hamer-Syndrom (DHS) genannt.

Zweites Kriterium

Die Lokalisation des SBS ist als sogenannter hamerscher Herd (HH) im Gehirn erkennbar, sowie in dem jeweils verbundenen Organ/Gewebe. Das heißt, wenn wir einen solchen Konflikt haben, ist ein hamerscher Herd im Gehirn und Organ festzustellen. Dieser wird auch hamerscher Organ-Herd (HOH) genannt. Wenn wir genau zu diesem Zeitpunkt ein CT (Computertomographie) des jeweiligen Organs oder Gehirns durchführen, würden wir diesen hamerschen Herd sehen. Er würde uns Aufschluss darüber geben, welchen Konflikt wir gerade durchleben und in welchem „Zustand“ der Konflikt gerade ist. Oft werden diese Herde in der Schulmedizin als Metastasen oder Primärtumore diagnostiziert. Diese Befundung ist den Klinikern vorbehalten!

Drittes Kriterium

Der komplette Verlauf des SBS findet synchron auf allen drei Ebenen (Psyche, Gehirn, Organ) statt.

Manchmal laufen SBS ohne ersichtlichen Grund ab. In diesem Fall ist die betroffene Person in dem jeweiligen Bereich des Lebens sehr sensibel. Dies kann auf gewisse Prägungen der Vergangenheit zurückzuführen sein.

Häufig benutzen diese Personen Formulierungen wie:
- → Das trifft meinen wunden Punkt.
- → Jetzt wurde das Fass zum Überlaufen gebracht.
- → Das hat mich „getriggert“.

Alle „Erkrankungen“ sind der Spiegel unserer Ebenen (Psyche, Gehirn, Organ), von Konflikten, die wir nicht verarbeitet haben. Unser Empfinden und unsere

Reaktion entscheidet, wie ausgeprägt das sinnvolle biologische Sonderprogramm wird.
Beispiel:
Kleiner Schock → jemand wird erschreckt
Großer Schock → jemand wird verprügelt, vergewaltigt, verliert einen geliebten Menschen oder Ähnliches

Aus Sicht der Germanischen Heilkunde® gehen die Konflikte „am Verstand“ vorbei und passieren auf der Ebene der Empfindungen und des Fühlens. Wie wichtig Ihre Einstellung gegenüber gewissen Situationen ist, zeigt folgendes Beispiel:

Wir nehmen an, fünf Leute bekommen ihre Kündigung ausgesprochen.

Person A sieht seinen Job hauptsächlich zum Zweck des Verdienstes für seinen Lebensunterhalt. Hier ist die Kündigung hochakut-dramatisch, er steht allein (isolativ) damit da, er hat nicht damit gerechnet (auf dem falschen Fuß erwischt) und kann seine Sorge mit niemandem teilen. Ein *Verhungerungskonflikt* wird aktiv. Dieser läuft in der Leber ab.

Person B sieht den Job nicht nur zum Zweck des Verdienstes für seinen Lebensunterhalt, sondern auch als wichtigen Faktor für seinen persönlichen Geltungsbereich (höherer Stellenwert). Er empfindet die Kündigung, als hätte er sein Ansehen verloren. Das heißt, auch hier ist die Situation hochakut-dramatisch, isolativ und unerwartet. Niemand kann es aus seiner Sicht nachvollziehen. Daraufhin folgt ein *Revierverlustkonflikt*. Die Herz-kranzarterien weiten sich und er bekommt stechende Herzschmerzen. Der Sinn dieses Konfliktes ist es, durch die Erweiterung der Herzkranzarterien mehr Sauerstoff zum Herzen zu pumpen. Damit kann er sein Revier besser verteidigen. Beim Lösen des Konfliktes bekommt er eine bradykarde Arrhythmie, das ist eine besondere Form eines Herzinfarkts.

Person C: Diese Person hat sich als ein wichtiger Teil der Firma verstanden. Sie empfindet die Kündigung als schwere Niederlage. Das bedeutet, auch hier ist der Konflikt hochakut-dramatisch, isolativ und unerwartet. Sie hatte die Einstellung: „Geht es der Firma gut, geht es mir gut.“ Außerdem hatte sie das Gefühl, dass jeder in der Firma im Vorfeld wusste, dass sie gekündigt wird, und niemand hat es ihr gesagt. Also fühlt sie sich auch hier isolativ und allein gelassen. Das entspricht einem *zentralen Selbstwerteinbruch-Konflikt*, die Person denkt, sie wäre ein Taugenichts. Hier passiert ein Abbau des Wirbelsäulengewebes und nach der Konfliktlösung werden die Wirbelkörper und Bandscheiben wieder-aufgebaut. Dieser Vorgang löst Schmerzen aus.

Person D war schon länger unglücklich in der Firma und ist erfreut darüber, gekündigt worden zu sein. Für sie ist es ein persönlicher Luxus, erstmal Zeit für sich zu haben. Hier ist die Situation weder hochakut-dramatisch noch unerwartet, noch isolativ. Dadurch ist nach den 5 biologischen Naturgesetzen kein Sonderprogramm notwendig.

Person E ist der Normalfall. Sie bekommt alle drei Konflikte von Person A, B und C, also einen *Verhungerungs-, Revier- und zentralen Selbstwerteinbruch-Konflikt.*

Für solche Situationen gibt es natürlich noch viele andere Beispiele. Hier kommt es wirklich darauf an, wie die Personen jeweils auf die Nachricht reagieren und welche Einstellung sie wie in diesem Beispiel zur Arbeit haben.

Bei jedem Konflikt wird Adrenalin ausgeschüttet. Dadurch sind die Nebennieren in einer Überfunktion und das Herz schlägt schneller. Auch dies ist ein biologisches Sonderprogramm.

Exkurs:
Die Theorie des amerikanischen Hirnforschers Paul D. MacLean besagt, dass wir drei Hirnbereiche haben.

1.Reptiliengehirn/ Hirnstamm
- dieses steuert fundamentale Funktionen (Atmung, Herzschlag)
- dieser Bereich des Gehirns hat maximal drei Funktionen: Flüchten, Angreifen und Totstellen

2.limbisches System („Limbi“)
- ist das Zentrum unserer Emotionen und viel komplexer als das Reptiliengehirn
- Bodo Schäfer nennt das „Limbi“ auch ein „geniales Kind“ (Kreativität, Leichtigkeit, spielerische Veranlagung)

3. Großhirnrinde/Neokortex/Analytisches Gehirn

- ist das sogenannte „moderne“ Gehirn, hier liegen unser Bewusstsein sowie die Fähigkeit zu planen und strategisch zu denken

Wenn wir das Wissen über das 1. biologische Naturgesetz mit der Theorie von Paul D. MacLean zusammennehmen, müsste der Auslöser ebenso wie die Lösung des Konflikts im Limbi ablaufen.

In der Psychologie spricht man von Dissoziation (bedeutet: das Trennen / Auseinanderfallen von psychischen Funktionen); durch nicht verarbeitete Traumata können sich Bewusstseinsanteile lösen und zum Verlust der inneren Sinneswahrnehmung und zu „Krankheiten“ führen. Das können Sie sich wie folgt vorstellen:

Ein Teil in uns wird wie ein Lichtschalter ausgeschaltet. Erst, wenn der Konflikt gelöst ist, kann der Lichtschalter wieder angeschaltet werden, um die Funktion des ausgeschalteten Anteils wiederaufzunehmen. Erst dann sind Sie wieder ein komplettes System.

Hierzu möchte ich Sie zum Umdenken motivieren:
Das Wort „Krankheit“ assoziieren wir im Allgemeinen als negativ oder damit, „kaputt“ zu sein; Sie funktionieren nicht mehr. Sie können das Wort „Krankheit“ jedoch mit dem Wort „Konflikt“ ersetzen. Das ist eine natürliche Überlebensstrategie (ein sinnvolles biologisches Sonderprogramm) unseres Körpers.

Jedes Gewebe/Organ hat ein Normalprogramm und ein Sonderprogramm für Ausnahmesituationen. Wie ausgeprägt das SBS abläuft, hängt von Ihnen ab.

Beim allerersten biologischen Sonderprogramm ist wichtig zu wissen: Je jünger wir sind, desto prägender sind die Konflikte. In der Regel ist es so: Je älter wir werden, desto besser können wir mit den Konflikten umgehen. In den ersten drei Lebensjahren sind die Konflikte am prägendsten und dadurch formen sich unsere sogenannten „Trigger“.

Verschiedene Redewendungen können einen Konflikt widerspiegeln. Immer wieder sind Sie in diesem Buch auf Redewendungen gestoßen.

Hier eine kleine Liste:
- „Ich habe die Nase voll“ oder „Ich habe die Schnauze voll.“
- „Das geht mir an die Nieren.“
- „Mir sind die Hände gebunden.“
- „Das hat das Fass zum Überlaufen gebracht.“
- „Ich habe mich zu Tode erschreckt.“
- „Ich konnte es einfach nicht mehr runter-schlucken.“
- „Ich habe einen Frosch (oder Kloß) im Hals.“

2. biologisches Naturgesetz / Zweiphasigkeit

Jedes SBS durchläuft zwei Phasen, wenn es zur Konfliktlösung kommt. Unser Nervensystem besteht aus zwei Teilen, dem Sympathikus = Aktivitätsnerv und dem Parasympathikus = Ruhenerv.

Sympathikus:
- reguliert die Wachphase (Sport, Arbeit und Aktivitäten)

Parasympathikus:
- reguliert die Ruhe (Schlaf- und Entspannungsphasen)

Im normalen Zustand wechseln sich die beiden Phasen immer wieder ab.

Konfliktaktive Phase/Sympathikus:
In einer konfliktaktiven Phase sind wir auf allen drei Ebenen (Psyche, Gehirn, Organ/Gewebe) im Dauersympathikus, das heißt, im Dauerstress. In diesem Zustand sind wir sehr leistungsfähig. Unsere Gedanken kreisen um den Konflikt. Das bedeutet Gedanken, die uns nicht aus dem Kopf gehen, uns ständig beschäftigen und uns nachts um den Schlaf bringen.

Anzeichen für konfliktaktive Phasen sind kalte Hände, hoher Blutdruck, schnelle Atmung, beschleunigter Herzschlag und fehlender Appetit.

Reparaturphase/Heilungsphase/Parasympathikotonie:
Diese Phase tritt ein, wenn der Konflikt gelöst ist. Unser Körper ist anfangs dauermüde, lagert Wasser ein und es tritt Entspannung ein. Das Zwangsdenken endet und wir spüren eine seelische Erleichterung.

Anzeichen für eine Heilungsphase sind warme Hände, schwacher Kreislauf, niedriger Blutdruck, schlechte Leistungsfähigkeit, guter Appetit und es können Kopfschmerzen sowie Fieber auftreten.

Grundsätzlich gibt es zwei Reparaturphasen. In die erste Reparatur-phase werden in der Schulmedizin meist die Infektions-krankheiten eingeordnet. Dabei können aber auch Wassereinlagerungen (Ödeme) auftreten. Diese haben die Folge, dass wir in den betroffenen Bereichen Schmerzen bekommen können. Wenn wir in diesem Moment den Konflikt verdrängen und/oder uns mit den Symptomen arrangieren, tritt der Konflikt immer wieder auf.

Nach der ersten Reparaturphase tritt im „negativen" Sinne eine Heilungskrise ein. Dort verschlimmern sich alle Symptome erst einmal, bevor wir in die zweite Reparaturphase kommen.

Die Heilungskrise (Dauer: wenige Minuten bis drei Tage) wird oft auch die „kritische" Phase genannt, gerade bei schweren Erkrankungen. Die auffälligsten Krisen sind Herzinfarkte und epileptische Anfälle. In diesem Moment wird der Konflikt meist nochmals im Zeitraffer durchlebt.

In der zweiten Reparaturphase scheiden wir die Wassereinlagerungen aus und in dieser Phase bilden sich Narben.

Bei der Zweiphasigkeit ist zu beachten, dass die Reparaturphase (Parasympathikotonie) genauso lange dauert wie die konfliktaktive Phase (Sympathikotonie). Folgende Faktoren spielen eine Rolle: wie hochakut-dramatisch und isolativ die Situation war, wie lange sie angedauert hat und wie oft sie abgelaufen ist.

Das heißt, hatten wir einen Konflikt, der beispielsweise einen Monat angedauert hat, wird die Reparaturphase ebenfalls einen Monat andauern. Das umfasst alle Teile, also die erste Reparaturphase, die Epikrise (Heilungskrise) und die zweite Reparaturphase.

Bevor wir jetzt zu dem 3. biologischen Naturgesetz kommen, muss ich Ihnen die Händigkeit vorstellen. Es gibt nämlich Konflikte, die aus einem bestimmten Grund nur einseitig auftreten.

Die Händigkeit:
Sie gibt an, warum wir manche Symptome nur auf einer Körperseite bekommen.

Die Entscheidung, welche Händigkeit wir haben, fällt schon bei der ersten Zellteilung im Mutterleib. Interessant ist, dass es bei Zwillingen immer einen Rechtshänder und einen Linkshänder gibt.

Welche Händigkeit wir haben, ist aus folgendem Grund wichtig zu wissen. Über die Händigkeit können wir herausfinden, welcher Konflikt mit welcher Person oder auch welchem Tier zu tun hat. Hierfür gilt eine einfache Regel für Frau und Mann gleichermaßen: Die sogenannte „Partnerseite" ist mit Personen und in diesem Zusammenhang auch mit Konflikten verbunden, die wir uns gleichstellen. Auf dieser Seite befinden sich Lebens- oder Geschäftspartner, Freunde, Feinde, Haustiere, Arbeitskollegen, Nachbarn, Verwandte und andere Menschen.

Die andere Seite wird „Mutter/Kind-Seite" genannt. Hierzu gehören Ihre Mutter und Ihre Kinder.

Darüber hinaus können auch andere Lebewesen einen Konflikt auf dieser Seite hervorrufen. Entscheidend ist, wie wir für das Lebewesen empfinden. Ein Konflikt, der mit Ihrer geliebten Katze („Ihrem Kind") zu tun hat, kann sich auch auf Ihrer Mutter/Kind-Seite abspielen. Fühlen Sie sich für jemanden wie eine Mutter verantwortlich, kann ein Konflikt mit der betreffenden Person auch auf der Mutter/Kind-Seite ablaufen.

Um herauszufinden, welche Händigkeit Sie haben, gibt es einen sogenannten Klatschtest:

1. Stellen Sie sich gerade hin.
2. Lassen Sie die Arme locker neben dem Körper hängen.
3. Klatschen Sie jetzt, als würden Sie im Publikum sitzen und nach einer Show vor Freude in die Hände klatschen.

Oft ist es so, dass die obere Hand zur unteren führt. Es kann jedoch sein, dass die untere Hand zur oberen führt. Eine Hand führt zur anderen. Diese Hand ist Ihre Führungshand. Sie spiegelt Ihre sogenannte Partnerseite wieder.

Ein Beispiel:
Wenn eine rechtshändige Frau einen Streit- oder Sorgekonflikt mit ihrem Lebenspartner hat und sie diesen Partner sich selbst gleichstellt, würde dieser Konflikt an der rechten Brust in den Milchdrüsen ablaufen. Hier würde eine organische Funktions-

steigerung stattfinden. Bei einer Linkshänderin wäre es spiegelverkehrt.

Manchmal ist es aber nicht möglich, das Ganze so systemisch einzustufen. Beispielsweise könnte ein Konflikt mit der Tochter auf beiden Seiten ablaufen, je nachdem ob die Tochter „nur“ als Tochter oder auch als Rivalin empfunden wird.

Ein anderes Beispiel hierfür ist, wenn eine rechtshändige Mutter Ihr Kind bei einem Unfall verliert. In diesem Fall würde sie mit einer Funktionssteigerung in der linken Brust reagieren.

Ihr Konflikt ist also davon abhängig, mit wem diese hochakut-dramatische Situation zu tun hat!

Die Händigkeit ist in allen Hirnbereichen, außer im **Stammhirn,** zu beachten. Im Stammhirn ist die Händigkeit nicht von Relevanz, da hiermit diejenigen Organe verbunden sind, wo etwas hinein- oder hinausgeht. So stellen Mund und After zum Beispiel Anfang und Endpunkt des Verdauungssystems dar. Der Anfangspunkt ist rechts, da wo die Nahrung (der Brocken) hineingeht, und links geht das Unverdauliche (Brocken) hinaus.

Allgemein steht im Stammhirn die rechte Seite für „etwas haben wollen“ und die linke Seite für „etwas loswerden wollen“.

Ein Beispiel hierfür:

Bei einer Mittelohrentzündung des rechten Ohrs hat die betreffende Person nicht das zu hören bekommen, was sie hören wollte. Wenn das linke Ohr betroffen ist, hat sie unschöne und/oder verstörende Nachrichten bekommen und ist diese nicht losgeworden.

Allgemein ist hier zu sagen, die Person hat entweder etwas Gewünschtes nicht zu hören bekommen oder etwas Unerwünschtes nicht hören wollen.

Noch ein weiteres Beispiel:
Wenn ein Kind ein Spielzeug nicht bekommt und die Mutter in diesem Zusammenhang „Nein“ zu ihrem Kind sagt, gleicht es diesem oben genannten Hör-Brocken-Konflikt. Je nachdem, wie schlimm und hochakut-dramatisch dieses „Nein“ für das Kind ist, desto ausgeprägter wird das Symptom in der Reparaturphase.

Zur Händigkeit möchte ich Ihnen eine Geschichte erzählen. Sie ist ein Beispiel für einen globalen Konflikt und dafür, dass wir schnell in einen Teufelskreis kommen können.

Fußballer
Ein guter Fußballer, Linksfüßer, der in der Mittelklasse gespielt und seinen Lebensunterhalt damit bestritten hat, entscheidet sich mit 30 Jahren, zu seinem Jugendverein zu wechseln. Er möchte die Mannschaft dort unterstützen. Er ist Stürmer und hat in seiner Laufbahn viele Tore geschossen, und viele Spiele wurden dadurch entschieden. Sein Jugendverein freut sich über den Neuzugang und die Unterstützung. Sie sind gespannt auf die zukünftigen Erfolge.

Leider tritt der gewünschte Erfolg jedoch nicht so ein, wie sich ihn alle erhofft haben. Der Stürmer schießt in den ersten Spielen kein Tor. Die Fußballkollegen sind verärgert. Dadurch bekommt der Fußballspieler einen lokalen Selbstwerteinbruch. Er ist wütend und enttäuscht.

Nach den ersten drei verlorenen Spielen gehen die Spieler am vierten Spieltag geknickt und unmotiviert auf das Spielfeld. In der 11. Minute bekommen sie die Chance auf den Führungstreffer durch einen Foul-Elfmeter. Der Stürmer nimmt allen Mut zusammen und schießt den Elfmeter. Er trifft und alle jubeln. Sein linkes Bein kann doch noch Tore schießen. Kurz nach dem Tor fängt sein linkes Knie an, zu schmerzen. Sein lokaler Selbstwerteinbruch ist in dem Moment, als er das Tor geschossen hat, in Heilung gegangen.

Als der Selbstwerteinbruch passierte, hat er unbewusst das Gefühl bekommen, dass sein Knie nicht in Ordnung sei. Deshalb hatte es für ihn weniger Wert. In dem Moment, als er das Tor schoss, startete die Reparaturphase, denn der Konflikt ist gelöst. Die Schwellung beginnt, und damit auch die Schmerzen. Das Problematische an dieser Situation ist, dass viele Menschen die Schmerzen dann als negativ empfinden und dadurch der nächste Selbstwerteinbruch hervorgerufen wird. So können solche Konflikte zu einem Teufelskreis werden.

Unabhängig von der Händigkeit gibt es beispielsweise noch die Füßigkeit, Äugigkeit, Nasigkeit und Ohrigkeit. Ich denke, jetzt haben Sie eine Vorstellung, was unter Händigkeit verstanden wird. Im Anschluss finden Sie eine kurze Zusammenfassung über die Keimblattordnung.

3. biologisches Naturgesetz – die Keimblattordnung

Das dritte biologische Naturgesetz ist der sogenannte Kompass der Germanischen Heilkunde®. Dieser teilt die verschiedenen Konflikte in ihre Keimblätter auf. Die Keimblätter sind keine Blätter in dem Sinne, an was Sie jetzt wahrscheinlich denken, sondern damit sind die verschiedenen Gewebearten gemeint. Jede Konfliktgattung ist einem Keimblatt zugeordnet. Und jedes Keimblatt wird von einem Teil des Gehirns gesteuert. Hierbei gibt es Unterschiede in der konfliktaktiven Phase und Reparaturphase. Diese Unterschiede zeigen sich als Zellwachstum, Zellabbau oder Funktionsänderung. Welches Keimblatt beteiligt ist, gibt Aufschluss über den Ablauf der Zweiphasigkeit.

Stammhirn und Mittelhirn (inneres Keimblatt = Entoderm)

Gewebeart: Drüsengewebe und die glatte Muskulatur

Dazu gehören beispielsweise: Verdauungsorgane, Nierensammelrohre, Lungenbläschen, Gebärmutterschleimhaut, Vorsteherdrüse, Bauchspeicheldrüse, Tränendrüse, die glatte Muskulatur u. a.

Konfliktgruppe:

Brockenkonflikt (etwas nicht bekommen oder nicht loswerden können) sowie motorische Brockenkonflikte

Gewebereaktion in der Zweiphasigkeit

konfliktaktive Phase:

Zellvermehrung = Zellplus = Funktionssteigerung (Tumor)

Reparaturphase:
Zellminus (hier finden wir Pilze und Bakterien, haben Fieber und Nachtschweiß)

Händigkeit:
egal

Kleinhirn
(mittleres Keimblatt = Alt-Mesoderm)
Gewebeart: drüsenähnliches Gewebe
Dazu gehören beispielsweise: Unterhaut (Teil davon Brustdrüsen), Herzbeutel, Bauch- und Rippenfell, Nervenscheiden

Konfliktgruppe:
Integritätsverletzung, Entstellung, Angriff, Beschmutzung, Verunstaltung, Sorge- und Streitkonflikt

Gewebereaktion in der Zweiphasigkeit
konfliktaktive Phase:
Zellvermehrung = Zellplus = Funktionssteigerung (Tumor)

Reparaturphase:
Zellminus (hier finden wir Pilze und Bakterien, haben Fieber und Nachtschweiß)

Händigkeit:
relevant

Großhirn-Marklager
(mittleres Keimblatt = Neu-Mesoderm)
Gewebeart: Stütz- und Bindegewebe
Dazu gehören beispielsweise: Knochen, Knorpel, Sehnen und Bänder. Blut-, Lymphgefäße, Eierstockparenchym und Hodenparenchym u. a.

Konfliktgruppe:
Abwertungs- und Selbstwertkonflikt, Unfähigkeitskonflikt (beispielsweise Beruf, Partner, Sport, Aussehen – man wurde kritisiert, etwas ist einem nicht gelungen / schiefgegangen)

Gewebereaktion in der Zweiphasigkeit
konfliktaktive Phase:
Zellminus (Nekrosen) = Funktionseinschränkung, aber keine Schmerzen

Reparaturphase:
Zellplus zum Zellwiederaufbau (Schmerzen, Fieber), zum Teil mehr Gewebe als vor dem Konflikt

Händigkeit:
relevant

Großhirnrinde
(äußeres Keimblatt = Ektoderm)
Das Ektoderm wird in zwei Gruppen unterteilt:
1. sinnvolles biologisches Sonderprogramm mit Ulcera (Geschwür)

2. sinnvolles biologisches Sonderprogramm <u>ohne</u> Ulcera (Geschwür)

1. <u>Gewebeart: Plattenepithelhäute und -schleimhäute</u>
Dazu gehören beispielsweise:
Äußere Haut, Herzkranzarterien und -venen, Bronchienschleimhaut, Kehlkopfschleimhaut, Milchgänge, Gebärmutterhals und -mund und Blase

<u>Konfliktgruppe</u>:
Trennungskonflikte, Revierkonflikte

<u>Gewebereaktion in der Zweiphasigkeit</u>
konfliktaktive Phase:
Zellminus (Nekrosen) = Funktionseinschränkung, aber keine Schmerzen, es können Schwäche und Lähmung auftreten

Reparaturphase:
Zellplus zum Zellwiederaufbau (Schmerzen, Fieber sowie Krämpfe und Zuckungen), zum Teil mehr Gewebe als vor dem Konflikt

<u>Händigkeit</u>:
relevant

2. <u>Gewebeart: Plattenepithel</u>
Dazu gehören beispielsweise:
α-Inselzellen der Bauchspeicheldrüse und Leber, β-Inselzellen der Bauchspeicheldrüse, Netzhaut

Konfliktgruppe:
Angst-Ekel-Konflikt, Sich-Sträuben-Konflikt

Gewebereaktion in der Zweiphasigkeit
konfliktaktive Phase:
Funktionsänderung

Reparaturphase:
Funktionsnormalisierung

Händigkeit:
relevant

Einige Organe haben Anteile mehrerer Keimblätter, das erschwert die vereinfachte Erklärung.

Wichtig ist zu verstehen, dass jeder Bereich des Gehirns einem Organ oder Gewebe zugeordnet ist und es steuert. Wir können somit verstehen, wie Gewebewachstum (Tumor) und Gewebeeinschmelzung (Geschwür), Funktionsminderung (Diabetes) und Funktionserhöhung (Schilddrüsenüberfunktion) entstehen. All diese Reaktionen, in den einzelnen Phasen der Konflikte, sind sinnvoll von der Natur angelegt.

Dieses dritte Naturgesetz besagt, dass alle Vorgänge im Körper entwicklungsgeschichtlich versteh- und erklärbar sind.

Ich hoffe, ich konnte Ihnen hiermit einen kleinen Überblick geben, welcher Teil unseres Gehirns mit welchem Gewebe und Konflikt zusammenhängt.

4. biologisches Naturgesetz – das System der Mikroben

Dieses Gesetz besagt, dass Bakterien und Pilze ihre festen Aufgaben in unserem Organismus haben. In unserem Köper finden wir die sogenannten „guten“ Symbionten (Kolibakterien im Darm) und die „bösen“ Antibionten (Streptokokken, Tuberkel, Viren und noch viele mehr).

Die Antibionten sind laut Schulmedizin „Schuld“ an diversen „Krankheiten“. Sie sind aber bei Krankheit sowie bei Gesundheit aufzufinden. Die Erklärung der Schulmedizin dafür ist, dass bei Gesundheit das Immunsystem gut gegen die Antibionten „ankämpft“ und es bei Krankheit den „Kampf“ verloren hat. Dies ist meiner Meinung nach ein großer Denkfehler.

Mikroben = Feuerwehr

Wenn es brennt, ist dann die Feuerwehr an dem Brand schuld? Immerhin ist diese ebenfalls immer an der Brandstelle zu finden ...

Unser ganzer Körper ist voll von Mikroben. Diese sind unsere treuen Begleiter in natürlichen Prozessen. Nichts in unserer Natur ist keimfrei. Im Gegenteil, alles ist voll mit verschiedenen Mikroben. Ohne diese wären wir mausetot.

Pilze, Bakterien und Viren (Nukleinsäure-Eiweißverbindungen, wenn es diese überhaupt gibt) arbeiten mit den Hirnbereichen zusammen. Von dort aus kommt der Befehl für gezielte „OPs“ in unserem Körper. Unsere

Mikrobenchirurgen arbeiten hauptsächlich in der Reparaturphase.

Stammhirn

Vom Stammhirn werden Pilze, Pilzbakterien und Mykobakterien gesteuert. Der biologische Sinn ist in der konfliktaktiven Phase, hier vermehren sich die Zellen, um eine Leistungssteigerung zu gewährleisten. Würde in dieser Phase eine Probe genommen werden, spricht die Schulmedizin von „nicht krankmachenden Keimen", weil es in der konfliktaktiven Phase noch keine Symptome gibt. Werden die zusätzlichen Zellen nicht mehr gebraucht, lautet der Befehl des Stammhirns in der Heilungsphase: „Räumen Sie überschüssiges Gewebe, des inneren Keimblattes, weg." Ein Anzeichen, dass Pilze im Einsatz sind, ist beispielsweise Nachtschweiß.

Kleinhirn

Im Kleinhirn sitzt die Zentrale der Mykobakterien und Pilzbakterien. Jeder Bakterienstamm hat sein Spezialgebiet. Auch hier ist der biologische Sinn in der konfliktaktiven Phase. In dieser Phase findet Zellvermehrung statt. In der Heilungsphase werden die zuvor produzierten Zellen abgebaut. Auch hier sind Nachtschweiß und Schmerzen ein Indiz für den Einsatz dieser Mikroben.

Großhirn-Marklager

Im Großhirn-Marklager sitzt unser Selbstwert. Ist der Selbstwert eingebrochen, hat die betreffende Person Probleme mit dem Bewegungsapparat. Hier ist der biologische Sinn in der Heilungsphase. In der konfliktaktiven Phase entstehen Löcher, auch Nekrosen und Osteolysen genannt. Erst wenn der Selbstwerteinbruch gelöst ist, werden mit Hilfe von Bakterien die entstanden Löcher unter Schwellung und Schmerzen aufgefüllt. Die geheilte Stelle ist danach dicker als vorher. Und genau darin liegt der biologische Sinn.

Großhirnrinde

Möglicherweise steuert die Großhirnrinde, der jüngste Teil unseres Gehirns, die Viren (Nukleinsäure-Eiweißverbindungen). Bis heute gibt es keinen direkten Nachweis für die Existenz von Viren. Bisher wurden nur die Antikörper in der Heilungsphase nachgewiesen. Der biologische Sinn muss auch hier in zwei geteilt werden. Einerseits wird durch Zellabbau, beispielsweise bei Alzheimer, der Auslöser des Konfliktes vergessen, um diesen tragischen *Trennungskonflikt* überleben zu können. Und andererseits liegt der biologische Sinn im Funktionsausfall in der konfliktaktiven Phase. Ein Beispiel dafür ist Diabetes. Bei diesem *Sträubekonflikt* stellen die Betainselzellen der Bauchspeicheldrüse die Insulinproduktion ein, um mehr Zucker im Blut (Energie) für die Lösung des Konflikts zu haben. In der Heilungsphase zeigt sich der kritische Punkt in der Unterzuckerung. Am Ende der Heilungsphase normalisiert sich der Blutzuckerspiegel wieder.

<u>Viren</u>

In der Schulmedizin beruhen indirekte Tests auf der Bindung oder Nichtbindung von Eiweißen mit anderen

Eiweißen. PCR-Tests sind dabei sehr unsicher. Die Schwelle, ab wann der Test positiv ausfällt, ist willkürlich. Diese variiert von Test zu Test stark. Bis vor kurzem stand daher in den Beipackzetteln noch: „Nicht für Diagnosezwecke geeignet!"

Für das Eichen der Tests wäre ein isolierter Virus notwendig, den es bisher nicht gibt. Genauso wenig existiert bis jetzt ein Nachweis, dass diese Viren (z. B. Influenza, Covid-19) Krankheiten hervorrufen.

Der bedeutendste Forscher in diesem Bereich ist Dr. Stefan Lanka. Er spricht auch bei der Dokumentation „Die 5 biologischen Naturgesetze" auf YouTube.

Unter anderem gibt es Bereiche, in denen Bakterien nicht unbedingt unsere Freunde sind. Ihre Arbeit ist dennoch ein sinnvolles biologisches Sonderprogramm.

Beispiele:

Zähne:

Hier kommen die Bakterien „nur" ihrem Job, also fressen, nach. In diesem Zusammenhang ist das natürlich nicht von Vorteil. Diese Bakterien sind auf einen ungesunden Ernährungs- und Lebensstil zurückzuführen.

Fernreise:

Hier werden wir mit Bakterien konfrontiert, die nicht unser eigenen Körperflora entsprechen. Durch extreme Reparaturphasen oder mehrfache Verletzungen können Bakterien ins Blut oder in die Lymphbahnen kommen und eine Sepsis hervorrufen.

Krankmachende Mikroben können auch durch die kranke und vergiftete Umwelt hervorgerufen werden. Leider haben wir uns in den letzten Jahren auf der Theorie der Infektionen „ausgeruht“.

5. biologisches Naturgesetz

Dieses Naturgesetz besagt, dass jede Erkrankung einen biologischen Sinn hat. Daher auch die Bezeichnung „Krankheit“ = sinnvolles biologisches Sonderprogramm (SBS). Wichtig ist hier, die Krankheit als sinnvolles biologisches Sonderprogramm der Natur anzusehen.

Wenn ein Tier einen *Verhungerungskonflikt* erleidet, passiert im Körper Folgendes:

Die Leber produziert mehr Enzyme, lagert mehr Glukagon ein und alles, was das Tier frisst, wird noch besser verarbeitet und gespeichert. Um das leisten zu können, muss Gewebe aufgebaut werden. Dies sichert das Überleben für etwa sechs Wochen. Wenn das Tier dann versterben würde und wir würden eine Autopsie vornehmen, wäre die Leber vergrößert. Laut Schulmedizin wäre es noch kein Krebs, weil in der kurzen Zeit dieses Konfliktes die Leber nicht groß genug geworden ist, um diesen Zuwachs an Gewebe als Krebs bezeichnen zu können.

Die meisten Menschen erleben keine realen Verhungerungssituationen mehr. Auch hier spielt es eine große Rolle, wie wir in der jeweiligen Situation reagieren und wie der Körper dementsprechend die Situation interpretiert.

Geldmangel oder allgemeine wirtschaftliche Probleme können hier zu einem *Verhungerungskonflikt* führen. Auch Aussagen wie: „Wir können nichts mehr zu Essen kaufen“ können zu diesem Konflikt führen. Wenn wir uns für die Dauer mehrerer Monate oder Jahre in solch einer Situation befinden, passiert immer wieder Zellauf- und -abbau. Dies kann über kurz oder lang zu einem Adenoleberkarzinom führen.

Solch eine Situation würde in der Natur beispielsweise bei einem Tier gar nicht vorkommen, weil es nach ein paar Wochen verhungert wäre.

Hinter Darmkrebs kann beispielsweise folgendes Gefühl stecken: „Ich kann das heute nicht verdauen.“ Der Konflikt ist unverdaulicher Ärger.

Beispiel:

Unverdaulicher Ärger

Stellen Sie sich vor, Sie sind seit Jahren in einer Firma angestellt. Vor kurzem hat der Chef bekanntgegeben, dass eine Person aus Ihrer Abteilung bald befördert wird. Alle, einschließlich Sie selbst, gehen davon aus, dass Sie die Beförderung bekommen. Sie haben es schon jedem erzählt und freuen sich auf diesen Tag. Am Tag der Bekanntgabe fällt aber nicht Ihr Name, sondern ein anderer. Wenn Sie diese Nachricht als „nicht verdaubar“ empfinden, kann genau so ein Konflikt entstehen.

Eine ähnliche Situation hat ein Löwe, wenn er ein Tier gefressen hat und ein Knochen im Darm stecken bleibt. Das Prinzip ist das Gleiche. Der Knochen ist unverdaulich.

Zu langsam sein

Eine Schilddrüsenüberfunktion entsteht durch das Gefühl, zu langsam zu sein.

Stellen Sie sich vor, jemand ist selbstständig und ihm wird ein Kunde vor der Nase weggeschnappt. Die Person, die den Kunden nicht für sich bekommen hat, kann das Gefühl haben, zu langsam gewesen zu sein. Das sinnvolle Programm dahinter ist, mehr Schilddrüsengewebe zu produzieren. Das bedeutet einen höheren Thyroxinspiegel. Dieser verursacht eine höhere Aktivität im Leben. Hat der Verkäufer dann mal Glück, ist er schneller und hat einen Kunden für sich gewonnen, werden die Zellen mittels Bakterien wieder abgebaut.

Herr Eybl hat ein sehr interessantes Fallbeispiel zur Osteoporose in seinem Buch.

Ich gehe davon aus, dass die meisten von Ihnen die Erkrankung Osteoporose kennen. Sie betrifft meist Frauen in höheren Alter. Hier wird Knochenmasse abgebaut. Der Knochen wird schwach und bruchanfällig. Ein *Abwertungskonflikt* liegt vor. Kurze Heilungsphasen können zwischenzeitlich immer wieder Schmerzen verursachen. Dies kann z. B. passieren, wenn die Person ein schönes Erlebnis hat, das ihren Selbstwert pusht.

Eine 61-jährige, sympathische, rechtshändige Turn- und Mathematiklehrerin ist alleinerziehende Mutter. Heute ist ihre Tochter erwachsen. Das Herz der 61-Jährigen schlägt für den Sport. Sie läuft gern, spielt Tennis, geht wandern, Skifahren, macht Gymnastik, und das meist in geselliger Runde mit ihren Freunden. Sie ist Nichtraucherin, gut trainiert und ernährt sich gesund. Bei einer solchen Frau gehen wir nicht davon aus, dass sie eine Osteoporose diagnostiziert bekommt.

Im Rahmen einer Vorsorgeuntersuchung 1999 wird mittels einer Knochendichtemessung eine manifeste Osteoporose diagnostiziert. Bis September 2002 verschlechtern sich die Werte weiter. Sie bekommt ein Osteoporose-Medikament verschrieben und nimmt es regelmäßig.

Konfliktgeschichte:
Die 61-Jährige war in den letzten Jahren (1999 - 2002) als Lehrerin sehr unglücklich. Nicht nur in ihrem Unterricht läuft es schlecht, sondern sie ärgert sich auch oft über den Direktor. Dies ist aber nicht der Hauptgrund ihres Konfliktes.

Ihre Tochter, ihr größter Schatz, wird immer selbstständiger und zieht von zuhause aus. Vor kurzem hat sie ihrer Mutter verkündet, dass sie nach Australien ziehen möchte, weil sie dort eine interessante Arbeitsstelle angeboten bekommen hat.

Hier ist der *Abwertungskonflikt* der 61-Jährigen geschaffen – „Das schaffe ich nicht (wenn meine Tochter so weit wegzieht)“ –, beide Hüften betreffend. Im Herbst 2002 sitzt die Patientin dann also allein zuhause. Das graue Herbstwetter ist nicht gerade förderlich für ihre Stimmung. Sie weiß momentan nicht, welchen Sinn sie noch im Leben hat.

Plötzlich hat sie eine Idee: In Österreich ist es möglich, ein Jahr Auszeit zu nehmen und danach problemlos wieder ins Arbeitsleben einzusteigen. Also klärt sie alles ab und besucht ihre Tochter für ein Jahr in Australien. Da das Osteoporose-Medikament nicht geholfen hat, lässt sie es zuhause.

Von 2003 bis 2004 verbringt sie ihre Zeit in der Sonne Australiens und sagt später, dass es die schönste Zeit ihres Lebens war. Sie ist viel geschwommen, lag am Strand, hat Tennis gespielt, viele Ausflüge gemacht und noch vieles mehr. Im Nachhinein erinnert sie sich, dass sie in Australien kein einziges Mal Kreuzschmerzen hatte, und zuhause hatte sie sich ständig damit herumgeplagt.

Im Juni 2004 lässt sie nach ihrer Rückkehr eine Knochendichtemessung durchführen. Und siehe da, ihr Wert ist über dem Osteoporose-Grenzwert. Das heißt, sie ist wieder gesund. Die Heilung passierte in Australien ohne Medikamente. Bei allen Knochendichtemessungen wurde festgestellt, dass die Knochendichte am linken Schenkelhals geringer ist als auf der rechten Seite. Am Anfang der Geschichte wurde gesagt, dass sie Rechtshänderin ist. Dies bestätigt, dass der Hauptkonflikt mit der Tochter zusammenhängt. Die linke Seite ist ihre Mutter-Kind-Seite.

Im September 2004 ist die Lehrerin wieder in ihrem Alltag angekommen. Nach dem glücklichen Jahr in Australien beginnt der schlimme Schulalltag wieder. Ihre Tochter ist nicht da und der Nebel drückt auf ihr Gemüt – Konfliktwiederholung.

2005 lässt sie nochmals eine Knochendichtemessung durchführen. Diesmal sind die Werte schlechter als je zuvor. Deshalb wird wieder Osteoporose diagnostiziert. Dieser Wert spiegelt ihre schlechte seelische Verfassung wider.

Im Winter 2005 zieht die Tochter wieder zurück nach Europa. In der Schule läuft es besser und die Lehrerin versucht alles positiver zu sehen.

In der Zwischenzeit lernt sie die Germanische Heilkunde® kennen. Mit diesem Wissensstand kann sie ihre Beschwerden zuordnen, den sonnenarmen Herbst besser überstehen und in den Folgejahren wird die Knochendichte immer besser werden. Die Knochen regenerieren bzw. heilen.

Wichtig ist zu verstehen, dass die sinnvollen biologischen Sonderprogramme nur Sinn machen, wenn sie nicht zu lange laufen. Große, raumfordernde Tumore stören mehr, als dass sie uns helfen. Diese müssen definitiv schulmedizinisch, beispielsweise mit einer OP, behandelt werden.

Die Natur hat das so eingerichtet, damit die Gruppe/Familie/Sippe nicht auf Dauer durch kranke Individuen belastet wird. Sie lässt uns nicht endlos Zeit für Konfliktlösungen.

Das 5. biologische Naturgesetz ist ein Anker, der uns die Möglichkeit gibt, die unsägliche Angst vor Krankheiten loszulassen. Die Natur ist nicht böse, im Gegenteil, sie ist wunderbar. Das heißt aber auch, es gibt keinen schicksalhaften Schlag oder feindlichen Angriff auf unseren Körper.

"Die Natur versteht keinen Spaß, sie ist immer wahr, immer ernst, immer streng, sie hat immer Recht und die Fehler und Irrtümer sind Fehler des Menschen. Die Natur hat keinen Krieg vorgesehen, weder im Außen noch im Inneren."

Johann Wolfgang von Goethe

Die Konflikte sind von der Natur nur für kurze Zeit vorgesehen. Wir laufen jedoch in der heutigen Zeit jahrelang mit Konflikten herum. Gerade Angst ist Gift für unseren Körper und unsere Seele. Wir halten oft krampfhaft an der Vergangenheit und den alten Glaubenssätzen fest.

Mit den 5 biologischen Naturgesetzen sind Krank-heiten erklärbar. Sie erreichen aber nur den gewünschten Einfluss, wenn wir lernen, damit umzugehen, und wenn wir uns unseren Konflikten stellen.

Fazit

Sie fragen sich bestimmt, was der Sinn hinter den ganzen Erkrankungen und dem Leid ist. Der Sinn von Krankheiten oder anderen Auffälligkeiten geht oft über die Biologie hinaus. Er besteht darin, seelische Prozesse auf der körperlichen Ebene zu spiegeln, um sie uns bewusst zu machen. Oft nehmen wir seelische Prozesse nicht so wahr wie körperliche Beschwerden. Also stellen Sie sich bei einem körperlichen Symptom immer die Frage: Was möchte mein Körper (meine Seele) mir mitteilen?

Ändern Sie Ihre Glaubenssätze und ihr Gefühl gegenüber Krankheiten. Denken Sie daran, dass die Natur immer für uns arbeitet. Die sinnvollen biologischen Sonderprogramme sind für unsere Heilung da. Unsere Gedanken und Glaubenssätze sind stärker als jede Medizin. Dort draußen gibt es viele unterstützende Mikroben, die uns bei der Heilung unserer persönlichen Prozesse helfen. Schlussendlich ist der menschliche Körper sowie der aller anderen Lebewesen eine geniale Erfindung der Natur und alle innerlichen Programme sind sinnvoll angelegt.

Übungen – Reflexion

Erste Übung

Wenn Sie es nicht schon während des Lesens getan haben, führen Sie jetzt den Klatschtest aus, um Ihre Händigkeit zu bestimmen.

____

Zweite Übung

Wie fühlen Sie sich nach diesem Kapitel? Notieren Sie sich ein paar Stichpunkte dazu.

Sind sie offen und neugierig auf unsere natürlichen Abläufe geworden? Oder sind Sie verärgert? Haben Sie das Gefühl, dass das alles nicht stimmen kann? Dann fragen Sie sich, warum Sie in Ihrer Denkweise so festgefahren sind. Warum ruft dieses Kapitel solche Gefühle in Ihnen hervor? Denken Sie hierbei an das Gesetz der Spiegel.

Dritte Übung

Schreiben Sie auf, was Sie in diesem Kapitel gelernt haben und was Sie für die Zukunft aus diesem Kapitel mitnehmen wollen.

10. Prägungen

Unser Keller

Fragen Sie sich auch manchmal, warum Sie in bestimmten Situationen sehr sensibel reagieren? Sie kennen keinen Grund für Ihre „übertriebene Reaktion“? Dann kann dieses Kapitel Ihnen helfen, Licht ins Dunkel zu bringen.

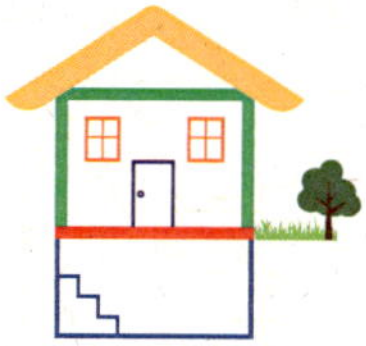

In diesem Kapitel geht es um verschiedene Prägungen. Diese können familiär bedingt sein und beispielsweise bei Ihrer Zeugung, in der Schwangerschaft, bei Ihrer Geburt oder bei gleichem Namen von Familienmitgliedern entstanden sein. Auch unsere ersten Lebensjahre sind sehr entscheidend dafür, ob wir in gewissen Situationen sensibel reagieren oder nicht.

Manchmal ist es wirklich so, dass bestimmte Konflikte oder Unannehmlichkeiten nicht die unseren sind. Diese haben wird von Verwandten über mehrere Generationen hinweg übernommen.

Das wichtigste natürliche Bedürfnis jedes Lebewesens ist es, zu überleben. Die 5 biologischen Naturgesetze erklären diese Überlebensprogramme (SBS). Wir schauen uns deshalb das Überleben der Familie an.

In jeder Familie gibt es eine Datenbank an Erfahrungen und Glaubenssätzen. Auf dieser Grundlage treffen wir unsere täglichen Entscheidungen und führen unser Leben.

Das Maus-Experiment
An der Universität Zürich führte die Neurologin Isabelle Mansuy mit ihrem Team ein Experiment durch. Sie trennte Babymäuse von ihren Müttern und sperrte sie in enge Röhren. Diese Mäuse verhielten sich danach sehr traumatisiert, risikoscheu, abgestumpft und ohne Neugier. In ihren Genen fanden die Forscher „epigenetische Traumaspuren“

Im zweiten und entscheidenden Schritt wurden normal aufgewachsenen Mäusemüttern Eizellen entnommen und im Reagenzglas mit Spermien von traumatisierten Mäusevätern befruchtet. Die daraus entstandenen Mäusebabys, die selbst nie Traumata erlitten und auch nie Kontakt zu ihren Vorfahren hatten, waren immer noch risikoscheu, abgestumpft und ohne Neugier. Die Kontrollgruppe dagegen verhielt sich normal. Die Neurologin konnte auch nachweisen, dass eine angenehme Umgebung im späteren Leben die Symptome mildern bzw. heilen kann.

Fazit: Traumata können vererblich sein. Zumindest bei Mäusen (https://academic.oup.com/eep/article/4/2/dvy023/5133241).

Die Prägung unserer Familie rückt heutzutage durch Familienaufstellungen und systemische Therapien immer mehr in den Vordergrund. Mittlerweile haben sich viele Personen mit diesem Themenfeld beschäftigt und geben ihr Wissen weiter. Beispielsweise: Frieda Fromm-Reichmann (Neopsychoanalyse), Nathan Ackerman (Familientherapie), Jacob Levi Moreno (Psychodrama), Harry Eilenstein (Familienaufstellung) und noch viele mehr.

Zu diesem Thema ein Beispiel aus Eybls Buch:
Eine 22-jährige Studentin litt seit mehr als zehn Wochen unter einer Blasenentzündung (chronisch wiederkehrender *Markierungskonflikt*). Der Grund: Während der ersten beiden Jahre ihres Studiums bewohnte sie eine eigene Wohnung. Aus Kostengründen zog sie in eine Studentenwohngemeinschaft. Nach dem Einräumen ihrer Sachen fuhr sie zu ihren Eltern nach Hause. Ein paar Tage später kam sie zurück und fand ihre Sachen „an die Seite geschoben" vor = *Markierungskonflikt* – ihre Reviergrenze wurde nicht respektiert. Trotz einer Aussprache und eines guten Gefühls hängt der Konflikt, aber warum?

Durch Gespräche mit ihrer Mutter kamen folgende Prägungen zum Vorschein: Während ihre Mutter mit ihr schwanger war, wohnte die Familie bei den Schwiegereltern auf einem Bauernhof. Die Schwiegermutter mischte sich dauernd in das Revier ihrer Mutter ein, woraufhin die Ehe einige Jahre später geschieden wurde.

Allein schon das Bewusstsein über diese Zusammenhänge wirkt heilend. Eybl machte mit der Studentin eine Reise zu ihrem inneren, damaligen ungeborenen Ich und ihrer Mutter, um die Beschwerden aufzulösen. Danach war die Studentin symptomfrei.

Blasenentzündung / Bettnässen
In dem Kapitel „Alternative Heilmethoden" habe ich Ihnen meine Geschichte zur Blasenentzündung und zum Bettnässen erzählt. Da deutete ich schon an, dass ich davon ausgehe, dass das Bettnässen sowie die Blasenentzündungen (gleiche Konfliktart) einer Prägung aus

meiner Familie entspringen. Nicht nur Generationen vor mir kannten nächtliches Bettnässen, sondern auch Generationen nach mir.

Mit meinem heutigen Wissensstand werde ich diese Prägung aus meiner Familienlinie heilen. Ich denke, bei mir haben das nächtliche Einnässen und die Blasenentzündungen in den letzten Jahren einen Zusammenhang. Ich weiß, dass ich über eine sehr lange Zeit sehr sensibel darauf reagiert habe, wenn sich andere Menschen in mein Leben einmischten. Diese Sensibilität wurde mit den Jahren immer schlimmer, wie meine Geschichte in Kapitel 8 aufgezeigt hat.

Abhängigkeit

Ich weiß nicht viel über die Kindheit und Teenagerzeit meiner Mutter. Was ich weiß, ist aber, dass sie scheinbar keine guten Erfahrungen in Bezug auf Männer gemacht hat. Seit ich zurückdenken kann, sagte sie mir immer wieder: „Mach dich niemals von einem Mann abhängig." Ich glaube, mit diesem Spruch habe ich den Glaubenssatz entwickelt, dass ich niemanden brauche. Ich konnte Männern nur schwer vertrauen und auch glauben.

Wie Sie sicherlich wissen, haben wir immer einen männlichen und einen weiblichen Anteil in uns. Diese sollten bestenfalls im Gleichgewicht sein. Dadurch, dass ich so jung Mutter geworden bin und sehr schnell auf eigenen Beinen gestanden habe, mit dem Glaubenssatz „Ich brauche keinen Mann und ich mache mich auch niemals von einem abhängig", war mein männlicher Anteil sehr ausgeprägt.

Vor noch gar nicht so langer Zeit hat mich ein guter Bekannter darauf angesprochen, und nur die Erwähnung dessen hat mich schon getriggert. Ich gehe davon aus, dass diese Prägung – mach dich niemals von einem Mann abhängig – der Grund dafür ist, dass ich mich in dieser Hinsicht sehr oft verschlossen habe. Grundsätzlich waren meine Erfahrungen mit Männern nicht schlecht, zumindest nicht solche, die so einen Glaubenssatz hervorrufen könnten. Aber natürlich sind Partnerschaften schlecht gelaufen, sonst hätte ich nicht wechselnde Partner gehabt.

Alles, was im Leben passiert, ist vorbestimmt und wir bekommen genau die Menschen in unser Leben geschickt, die wir in diesem Moment brauchen. Ich denke also, dass ich all die Männer in mein Leben geschickt bekommen habe, um diese Prägung aufzulösen. Und um zu lernen, was für eine Art Mann ich als meinen Partner möchte – und was für eine Art Frau ich sein möchte.

Ich habe sehr lange gebraucht, um das herauszufinden. Von Mann zu Mann wurde es immer deutlicher. Sagen wir es einmal so: Die Verhaltensweisen der Männer wurden immer auffälliger und das Spiegelgesetz sagte mir: „Hallo, wach jetzt endlich mal auf und sieh dich selbst!“

Das Kuriose daran war, dass ich es nach jeder Partnerschaft verstanden habe. Ich sagte mir immer, dass ich beim Nächsten darauf achten würde. Die Anzeichen wurden aber immer versteckter und ich bekam es im Endeffekt nur schwer umgesetzt. Erst vor kurzem habe ich mich ausgiebig mit Prägungen und den weiblichen und männlichen Anteilen beschäftigt, und in dem Moment hat es dann „klick“ gemacht. Ich habe das System der letzten Jahre verstanden. Heute führe ich eine Partnerschaft und kann die Frau sein, die ich sein möchte.

Glaubenssätze

Eine weitere Prägung / ein weiterer Glaubenssatz, der in meiner Familie besteht, ist, dass es ab einem Alter von 50 Jahren bergab geht. Viele Menschen sagen sogar, es ginge schon mit 30 bergab.

In meiner Familie mütterlicherseits sind alle sehr schlank, aber ab dem 50. Lebensjahr gingen zumindest die Frauen immer auseinander. Ich möchte betonen, dass ich keine von ihnen als überdurchschnittlich dick bezeichnen würde, sondern im Verhältnis zu früher haben sie ein paar Kilos mehr auf den Rippen. Gerade wenn ich mich „beschwerte“, dass ich es einfach nicht schaffe zuzunehmen, sagte meine Mutter zu mir: „Warte ab, mit 50 wirst du automatisch zunehmen und dick werden.“

Auch das scheint eine Prägung meiner Familie zu sein, und ich werde sie definitiv auflösen. Mit dem Wissen der 5 biologischen Naturgesetze ist es Schwachsinn, so etwas weiterzugeben. Wie ich Ihnen in den vorherigen Kapiteln bereits erzählte, haben die meisten übergewichtigen Personen einen Geborgenheitskonflikt, der mit den Nierensammelrohren zusammenhängt.

Wichtig ist zu verstehen, dass unsere Eltern die meisten Prägungen in uns hervorrufen, danach die Großeltern,

Urgroßeltern und so weiter. Alle Erlebnisse unserer Vorfahren sind in unseren Genen gespeichert, sowohl die positiven als auch die negativen. Ist uns so eine Prägung bekannt, können wir sie lösen und heilen, wenn uns die Entwicklung unserer Familie am Herzen liegt.

Jede Beschwerde, jedes Symptom, jede Krankheit ist entweder in unserem Leben oder in dem unserer Vorfahren zu finden. Sie können sich das wie einen Baum vorstellen, deshalb gibt es auch den Stammbaum. Unsere Großeltern und weiteren Vorfahren sind die Wurzeln, unsere Eltern der Stamm, wir sind die Äste und unsere Kinder sind die Blätter, die uns das Leben einhauchen.

Bei den Kindern spielt sich nämlich das eigentliche Leben ab, in Form der Photosynthese. Die Blätter und die Rinde lassen den Baum wachsen. Die Wurzeln sind der Kern und bilden die tragende Struktur, die Basis.

Mathematik

Ein Kind ist in Mathe sehr schlecht und hat eine Blockade. Dies kann von einem Vorfahren übernommen worden sein, der ebenfalls Probleme mit Mathematik hatte und bis zu seinem Tod damit auf „Kriegsfuß“ stand.

Folgende rührende Geschichte spiegelt eine solche Prägung wider (Therapeutin Alexandra Kuttin):

Eine Mutter kommt mit ihrem fünfjährigen Sohn in die Praxis, weil der Junge jede Nacht extrem starke Beinschmerzen hat. Bisher hat nichts geholfen. Während einer Healing-Code-Behandlung zuckt er immer wieder mit den Beinen. Zwei Wochen nach der Behandlung berichtet die Mutter, dass der Junge jedes Mal nach der Behandlung „Opa“ auf ein Blatt Papier schrieb. Frau Kuttin fragt daraufhin, ob sein Opa oder Uropa Probleme mit den Beinen hatte. Die Mutter schaut sie entsetzt an und sagt: „Darauf wäre ich nie gekommen. Meinem Opa wurden beide Beine amputiert und er hatte extreme Phantomschmerzen.“

Der Kleine bekommt dieses Gespräch mit und die beiden Frauen bemerken ein Zittern seiner Beine. Frau Kuttin macht ein Loslass-Ritual und von da an sind die Schmerzen weg.

Zeigefinger

Eine ähnliche Prägung gibt es auch bei mir in der Familie. Mein Vater sowie mein Urgroßvater verloren jeweils auf tragische Weise den rechten Zeigefinger. Nach meinem heutigen Wissensstand denke ich, dass auch diese Prägung weitergegeben wurde.

Interessant ist für mich, dass mein Sohn immer wieder Beschwerden im rechten Zeigefinger hat. Als mir diese Zusammenhänge auffielen, sprach ich meinen Sohn und meinen Vater darauf an. Mein Vater berichtete mir, dass er Phantomschmerzen hätte, er es aber nicht als Schmerz ansähe, sondern eher als Brennen, ähnlich als würde er sich an der Haut verbrennen. Er muss ständig auf der Hut sein, dass er mit dem Finger nirgendwo anstößt. „Wenn ich mich an dem Finger stoße, sind die Schmerzen kaum auszuhalten“, sagte er.

Interessant ist auch, dass er den Finger benutzt und bewegt, als wäre der restliche Finger noch da. Der

Zeigefinger fehlt aber ab einer Stelle kurz unterhalb des Grundgelenkes. In dem Gespräch mit meinem Vater war ich über eine Aussage sehr verblüfft. Er sagte: „Ich hatte schon die gleichen Beschwerden, als der Finger noch dran war.“ Zu diesem Zeitpunkt wusste er noch nichts von meiner Theorie. Ich hatte ihn einfach nur auf seinen Finger angesprochen. Ist das nicht ver-rückt?

Später sprach ich dann meinen Sohn auf das Thema an. Ich war mir nicht mehr sicher, welcher Finger ihm Beschwerden bereitete. Ich wusste nur, dass er immer wieder zu mir kam und mir sagte, dass ihm ein Finger wehtut oder dass er ein komisches Gefühl in einem Finger hätte. Auch ihm erzählte ich erstmal nichts von meiner Theorie. Ich fragte ihn, in welchem Finger er die Beschwerden hätte. Und auch er zeigte zu meinem Erstaunen auf den rechten Zeigefinger.

Nachdem er mir von seinen Beschwerden und Symptomen erzählte, berichtete ich ihm von meiner Vermutung. Er war sehr überrascht und wir entschieden, uns zu belesen, um diese Prägung aus unserer Familie zu heilen. Ich bin sehr froh, dass mein Sohn offen für solche Themen ist. Ich musste herzhaft lachen, als er sagte: „Ich muss meinen rechten Zeigefinger behalten, sonst kann ich nicht mehr am PC zocken.“ Ich denke, davon einmal abgesehen, sollte er seinen Finger ohnehin behalten.

Toilettengang

Eine Geschichte aus Eybls Buch erinnerte mich an meine Kindheit, deshalb möchte ich sie Ihnen erzählen. Ein dreijähriges Mädchen verdrängt den natürlichen

Stuhldrang. Am meisten quält sie sich damit, wenn sie dauerhaft mit ihren Eltern zusammen ist, z. B. im Urlaub. Wenn sie jedoch in der Kinderkrippe ist, funktioniert es viel besser. Die Mutter hat schon alles Mögliche probiert, beispielsweise Kotspiele, um das ganze positiv zu unterstützen. Aber nichts half, die Kleine erschreckt sich sogar, wenn jemand groß auf die Toilette muss. Bei dem Termin mit Herrn Eybl weiß die Mutter von keinem Konflikt der Tochter, der diese Situation erklären könnte.

Deshalb fragt Eybl die Mutter, ob es etwas in der Familie gibt, was sie nicht herauslassen dürfen oder wollen. Die Mutter antwortet: „Ja, da gibt es etwas! Mein Mann leidet am Tourette-Syndrom und das belastet unsere Familie sehr. Er stößt in Ruhe unwillkürliche tierähnliche Geräusche aus. Bei der Arbeit muss er sich immer zusammenreißen, aber zu Hause, wenn er sich entspannt, lässt er es raus.“

Und das war es auch! Der Vater darf das fürchterliche Gegrunze nicht herauslassen und seine Tochter lässt den Stinkekot nicht heraus. Die Tochter übernimmt das für ihren Vater. Die Familie muss sich damit auseinandersetzen, um den Konflikt der Tochter zu lösen.

<u>Therapieansatz:</u>
Die Eltern sollen offen darüber sprechen, warum der Vater das Hässliche, Unschöne nicht herauslassen darf. Hierbei stellt sich heraus, dass es in der Familie des Vaters Tradition ist, das Schlechte nicht auszusprechen. Einige Monate nach dem Termin erfährt Herr Eybl, dass

das kleine Mädchen jetzt normal auf die Toilette gehen kann.

Auch ich hatte eine ähnliche Situation in der Kindheit. Aus meiner damaligen kindlichen Sicht verbrachte ich Stunden auf der Toilette und konnte mein großes Geschäft nicht erledigen. Nach dieser Geschichte stellt sich für mich ebenfalls die Frage, was in meiner Familie nicht herausgelassen wurde. Ich habe ein paar Vermutungen, diese konnte ich bis zum jetzigen Zeitpunkt aber noch nicht klären.

Familienwalzer 1

In der Natur passiert alles rhythmisch und musikalisch. So ist es auch innerhalb der Familien. Der wichtigste Rhythmus ist folgender:

- das erstgezeugte Kind blickt zum Vater
- das zweitgezeugte Kind blickt zur Mutter
- das drittgezeugte Kind blickt auf die Partnerschaft
- das viertgezeugte Kind blickt wieder zum Vater usw.

Wenn nur ein Kind gezeugt wurde, trägt dieses, nach der Erfahrung von Eybl, Ungelöstes von beiden Elternteilen. Hierzu zählen auch Fehlgeburten, Totgeburten und abgetriebene Kinder.

Früher war es oft so, dass der erstgeborene Sohn denselben Namen bekam wie der Stammhalter. Somit trat er in die Fußstapfen seines Vaters. Hier ist es nicht verwunderlich, dass die Hauptlast der ungelösten Konflikte des Vaters auf dem Erstgeborenen liegt.

Folgendes Beispiel aus Eybls Buch erklärt diesen Walzer sehr gut:

Die Mutter eines adoptierten Kindes ist gerade mit ihrem zweiten von sechs Kindern schwanger. Ihr geliebtes Adoptivkind wird von einem Auto erfasst und zwischen Stoßstange und Hausmauer eingequetscht. Diesen fürchterlichen Anblick kann sie seither nicht verschmerzen. Leider wird der Unfall in der Familie totgeschwiegen. Eine schwelende Wunde, ein ungelöstes Thema. Durch diese Situation sind die Kinder mit dem Blick zur Mutter blind.

- das erste Kind, ein Junge, kann sehen (Blick zum Vater)
- das zweite Kind, ein Junge, ist blind (Blick zur Mutter)
- das dritte Kind stirbt nach der Geburt (Partnerschaft)
- das vierte Kind, ein Mädchen, kann sehen (Blick zum Vater)
- das fünfte Kind, ein Mädchen, ist blind (Blick zur Mutter)
- das sechste Kind, ein Mädchen, ist blind (Partnerschaft).

Die Kinder, die zum Vater blicken, sind gesund. Diejenigen, die zur Mutter blicken, sind blind. Das fünfte Kind ist heute Mutter von vier gesunden Kindern, obwohl ihr die Ärzte blinde Nachkommen prophezeiten.

Familienwalzer 2

Dieser Familienwalzer ist es etwas komplizierter. Bei dieser Verknüpfung geht es nach der Zeugungsreihenfolge. Hier gibt es drei Positionen, die sich immer fortlaufend wiederholen.

Position 1 = das Erstgezeugte
Position 2 = das Zweitgezeugte
Position 3 = das Drittgezeugte
dann fängt es wieder von vorne an.
Position 1 = das Viertgezeugte
Position 2 = das Fünftgezeugte
Position 3 = das Sechstgezeugte
Position 1 = das Siebtgezeugte
usw.

Jedem Kind wird eine von drei Positionen zugewiesen. Nun wird der Blick auf die vorherige Generation gerichtet, also auf Mutter und Vater. Hat z. B. die Mutter Position 3, überträgt sie ihrem Kind auf Position 3 ihre ungelösten Themen. Hat der Vater Position 2, überträgt er seinem Kind auf Position 2 seine ungelösten Themen (also dem zweit- und fünftgezeugten Kind).

Nun kann man auch noch zwei Generationen zurückgehen und sich die Zweige der Großeltern anschauen. Wieder gilt die Regel mit den Positionen. Ist die Großmutter Viertgeborene, nimmt sie Position 1 ein und ist mit jenem Enkel verbunden (Erst-, Viertgezeugte und Siebtgezeugte).

Familienwalzer 3
Dieser Walzer überspringt immer eine Generation, hier ist die Verbindung zwischen Kind und Großmutter/ Großvater ausgeprägt. Die Ähnlichkeiten finden sich in der Gesundheit, dem Charakter und den Lebensläufen. Der Dreiertakt stellt die Verbindung von Ihnen zu Ihren Urgroßeltern dar, oder die Verbindung zwischen Ihrem Kind und Ihren Großeltern.

Gerade bei beeinträchtigt geborenen Kindern sollten Sie auf diesen Dreierrhythmus achten. Hier liegt oft der Schlüssel zum Verständnis der Beeinträchtigung verborgen. Sie sollten nach verschiedenen Dramen der Urgroßeltern Ausschau halten.

Diese unterschiedlichen Familienwalzer sind von großer Bedeutung, um festzustellen, welche ungelösten Themen wir von unseren Vorfahren übernommen haben. Solche, die nicht zu uns gehören. Schon das Erkennen kann etwas Gutes in unserer Seele bewirken.

<u>Folgende Lösungsschritte sind möglich:</u>

<u>Erstens</u>: Spüren Sie sich in das gemeinsame Thema mit Ihrem Verwandten ein. Wie hat die Person gelebt und welche gemeinsamen Themen gibt es, die aufgelöst werden möchten?

<u>Zweitens</u>: Durchstrahlen Sie Ihr Leben und das Leben dieser Person mit bedingungsloser Liebe und Dankbarkeit. Seien Sie dankbar für die Erfahrungen, die

Ihnen Ihr:e Verwandte:r mit auf den Lebensweg gegeben hat.

Drittens: Wandeln Sie das gemeinsame Thema vom Inneren ins Außen. Fühlen Sie es im Inneren und leben sie es im Außen.

Denken Sie bitte daran, schon das Erkennen des gemeinsamen ungelösten Themas bewirkt Heilung für Ihre Seele.

Das Thema des Familienwalzers ist kompliziert und sehr vielfältig. Oft kann man nicht über mehrere Generationen zurückblicken, weil die Vorfahren nicht mehr leben oder über die Vergangenheit in den Familien geschwiegen wird.

Der Name ist ein Zeichen

Dieses Phänomen finden wir in vielen Familien wieder. Vornamen von Vorfahren werden an das Neugeborene weitergegeben. Dabei ist es egal, ob es sich um männliche oder weibliche Vornamen handelt. Was die Eltern in dem Moment der Namensgebung nicht wissen, ist, dass sie ihrem Kind nichts Gutes damit tun.

Das Neugeborene übernimmt automatisch, bei seiner Geburt, die ungelösten Themen des Vorfahren. Dabei kann es sich um eine ähnliche Rolle im Leben handeln oder ungelöste Aufgaben, sowie Charaktereigenschaften und damit verbundene Krankheiten. Egal um was es sich handelt, alle weitergegebenen Themen wollen geheilt werden.

Erfahrungsbericht von Alexandra Kuttin:
Der neunjährige Jakob kann keine Sekunde allein sein. Er folgt seiner Mutter auf Schritt und Tritt und hat Angst, dass er stirbt. Die Mutter hatte einen Bruder, der nie geboren wurde. Er hätte Jakob geheißen, starb aber im achten Monat im Mutterleib. Die Oma des Neunjährigen verfiel daraufhin in eine Depression. Die Mutter von Jakob fühlt sich seither allein gelassen. Für sie war immer klar, sollte sie einmal einen Sohn haben, wird er wie ihr Bruder Jakob heißen.

Frau Kuttin führt einen Healing Code mit der Mutter durch. Mit Jakob bastelt sie eine Lebenskerze. Diese soll ihm signalisieren, dass er zwar den gleichen Namen wie sein Onkel hat, aber selbst am Leben ist. Daraufhin hat Jakob sechs Wochen lang extreme Neurodermitis, diese ist ein Lösungszeichen. Die Angst vor dem Alleinsein wird immer weniger und nach drei Monaten ist sie praktisch weg.

Jahrestag
Wenn verschiedene Ereignisse auf den gleichen Tag fallen, möchten bestimmte Themen angesehen, gewürdigt und geheilt werden. Auch wenn eine Geburt auf den Todestag eines Familienmitglieds fällt, ist das meist kein Zufall. In diesem Fall liegt es sehr nah, dass das Neugeborene die Aufgaben und Bürden des Verstorbenen direkt übernimmt. Ähnlich wie beim Staffellauf übergibt er das Staffelholz dem Nächsten. Für den einen ist das Rennen (Leben) vorbei und für den anderen beginnt es.

Exkurs

Sie kennen bestimmt das Wort „Déjà-vu". Ich denke, wir alle haben schon eine solche Situation erlebt. Dazu gibt es verschiedene Theorien. Ich bin mittlerweile davon überzeugt, dass diese Situationen meist Erinnerungen aus unserem vorherigen Leben sind.

In den letzten Jahren hatte ich ziemlich intensive Déjà-vus. An den Orten, wo sie passierten, war ich vorher noch nie gewesen. Ich hatte plötzlich Bilder von diesen Orten in meinem Kopf, die nicht zu deren heutigem Aussehen passten. Ich sah sie in einem früheren Zustand, beispielsweise in einer Zeit, als noch Krieg herrschte. Bilder und Fotos von früher bestätigten die Bilder in meinem Kopf. Doch woher sollte ich wissen, wie es dort früher ausgesehen hat, wenn ich noch nie zuvor physisch dort war? Ich denke, so etwas kann nur passieren, wenn ein Teil oder eine vollständige Reinkarnation in uns ist. Ich möchte hier aber keine Grundsatzdiskussion über die Frage auslösen: „Gibt es Reinkarnationen, ja oder nein?"

Auch hierüber existieren sehr viele Theorien. Keine davon kann uns zu 100 % bestätigen, ob es Reinkarnationen wirklich gibt. Dafür gibt es keine Beweise, die wir mit dem bloßem Auge sehen können. Und oft ist es doch so, was nicht gesehen werden kann, wird nicht geglaubt. Ich habe jedoch bis jetzt viele Menschen kennen gelernt und auch viele Berichte darüber gelesen/gesehen, die sehr nahelegen, dass diese Leute ihr Wissen nur aus vorherigen Leben haben können.

Vorleben

Wie ich schon beim Thema Déjà-vu gesagt habe, weiß ich, dass nicht jeder an Reinkarnationen und an ein Vorleben glaubt. Das ist auch völlig in Ordnung. Im Leben gibt es kein Richtig oder Falsch. Jeder wählt selbst, was für ihn richtig ist. Und auch dann kann sich die Meinung mit der Zeit ändern. Das ist völlig normal. Ich möchte den Lesern, die sich für Reinkarnationen interessieren, dieses Thema nicht vorenthalten. Deshalb habe ich mich entschieden, darüber zu schreiben.

Für mich gehören die 5 biologischen Naturgesetze, die Prägung aus Vorleben und der Glaube an Reinkarnationen (Vorleben) zusammen. Bevor sie in physischer Form auf die Erde kommt, beschließt unsere Seele, was sie erleben möchte und welche Erfahrung sie machen möchte. In der „Welt", wo unsere Seele herkommt, gibt es Liebe, Vertrauen und Geborgenheit. Sie existieren alle in völligem Frieden. Hört sich ver-rückt an oder? Gibt es so etwas überhaupt? Ich bin davon überzeugt. Jeder kann es nachspüren, wenn er es möchte und auch zulässt.

Warum aber wissen wir nichts von unseren Vorleben oder unserer Entscheidung, welche Erfahrungen wir sammeln wollen? Wenn wir uns immer an alles erinnern könnten, wäre es ja zu einfach. Jede Inkarnation würde bei ihrem zweiten „Leben", mit dem Wissen aus dem Vorleben ihre Aufgabe erfüllen.

Schlaf

Schopenhauer nannte den Schlaf „kleiner Bruder des Todes". Abends sterben wir und morgens werden wir wiedergeboren. Am Ende jedes Lebens sterben wir und falls wir unsere Aufgabe nicht erfüllt haben, werden wir wiedergeboren.

Ich habe schon beim Thema Déjà-vu gesagt, dass es hierfür „keine“ Beweise gibt. Natürlich gibt es Beweise und viele Leute erzählen darüber. Es ist aber unsere Überzeugung, die diesen Beweisen Glauben schenkt oder eben nicht.

Geschichte zum Nachdenken (Buch Eybl)
Wie sollen wir einen Tag eines anderen Menschen verstehen, ohne die Kenntnis der Tage, Monate und Jahre zuvor? Wie sollen wir seine jetzigen Lebensumstände und Eigenheiten begreifen, wenn wir seinen größten Geschichten nicht kennen?

Bindung durch Schwur:
Eine 55 Jahre alte alleinerziehende Mutter hat einen 33 Jahre alten Sohn mit besonderen Eigenschaften. Ihr Sohn fühlt sich bis aufs Äußerste für sie verantwortlich.

Die Frau plant für sich eine Asienreise. Ihr Sohn sagt sofort, ohne nachzudenken, dass er sie begleiten wird, obwohl ihn die Reise gar nicht interessiert. Seit zehn Jahren hat er eine Partnerin, die gerne mit ihm zusammenziehen würde. Er bleibt aber seiner Mutter treu und bei ihr wohnen.

Seit längerer Zeit geht die Mutter wegen einer anderen Angelegenheit zu einer Hellsichtigen. Diese versteht sofort, dass sie nicht wegen dieser Angelegenheit gekommen ist, sondern wegen ihres Sohnes. Die Hellsichtige sieht den Sohn bei ihr, aber nicht nur in diesem Leben. Sie haben schon viele Leben zusammen verbracht. Im vorherigen Leben waren sie verheiratet und am Sterbebett schwor er ihr, dass er, sofern sie sich wieder begegnen, immer auf sie aufpassen wird.

Natürlich weiß der Sohn nichts mehr von dem Schwur aus dem vorherigen Leben. Er handelt aber unbewusst danach. Die Hellsichtige führt ein Ritual durch, damit der Schwur gelöst wird. Die Mutter weiht ihren Sohn nicht ein. Sie bemerkt aber schon nach einigen Tagen eine Veränderung an ihm. Ihr Sohn ist nicht mehr so zuvorkommend und hilfsbereit. Ein paar Tage später sagte er ihr, dass er ausziehen und ein Haus bauen wird.

Bei dieser Geschichte ist es ähnlich wie bei den Prägungen der Familie. Das Erkennen dieser Prägungen, ob aus der aktuellen Familie oder den Vorleben, ist schon ein Riesenfortschritt und trägt zur Lösung und Heilung bei. Zum Ablösen solcher Schwüre gibt es verschiedene Gebete, die angewandt werden können. Diese können Sie aber auch beliebig selbst formulieren.

Beispiel:
„Ich bitte Gott und meine göttlichen Helfer, mich von allen Schwüren, Eiden oder Versprechen, die ich in diesem oder in vorherigen Leben ausgesprochen habe, zu lösen. Ich verzeihe mir und allen Beteiligten, dass ich durch diese Verbindung Leid erzeugt habe. Ich bin JETZT frei. Danke an Gott und meine göttlichen Helfer.“

Ein ähnliches Ritual können Sie auch mit negativen Gefühlen machen. Hierbei können Sie die verschiedensten negativen Gefühle formulieren, wie zum Beispiel Hass, Neid, Eifersucht. Lösen Sie sich von diesen Gefühlen mit Hilfe von Gott und Ihren göttlichen Helfern. Sie können sich in diesem Moment auch bei den negativen Gefühlen bedanken, dass sie Ihnen so lange treu geblieben sind, dass sie diese aber ab JETZT nicht mehr benötigen. Ersetzen Sie diese Gefühle mit Liebe, Geborgenheit und Vertrauen.

Prägungen während der Zeugung und Schwangerschaft

Prägungen passieren schon im Moment der Zeugung. Vorher läuft aber noch folgender Prozess ab:
Die Inkarnation/Seele sucht erst die Mutter aus. Des Weiteren kann es sein, dass die Seele „nur" einen passenden Vater aussucht, es können aber auch mehrere potenzielle Väter infrage kommen. Hier kann ich nur das Wort „Maktub" (Es steht geschrieben) wiederholen.

Für die Seele des Kindes macht es einen großen Unterschied , ob es durch ein „Missgeschick", einen bewussten Liebesakt oder im schlimmsten Fall bei einer Vergewaltigung entstanden ist. Diese verschiedenen Zeugungsarten sind bereits sehr prägend für das Neugeborene. Wenn das Kind aus reiner Liebe zu Materie geworden ist, kann es sein ganzes Leben lang ein großes Maß an Urkraft und Urvertrauen schöpfen.

Während der Schwangerschaft sammelt das Ungeborene alle Gefühle, Emotionen und Situationen der Mutter ein. Auch ungelöste Gefühle und Erlebnisse sind hier schon sehr prägend für das Baby. Im Keller unseres Hauses werden Empfindungen wie Liebe, Vertrauen, Freude, Hilfsbereitschaft, aber auch das Verhältnis zu Gott und den Urinstinkten gespeichert.

Auch in schwierigen Situationen übernimmt das Kind die Verhaltensmuster der Mutter und prägt sich diese ein. Besonders prägend sind die Worte, wenn es um das Ungeborene geht. Zudem macht es einen großen Unterschied, wenn beispielsweise der Vater aus voller Liebe mit oder über das Kind im Bauch spricht. Wenn der Vater gegen die Schwangerschaft ist und beispielsweise möchte, dass das Kind abgetrieben wird, fühlt sich das Kind schon im Mutterleib nicht gewollt und nicht geliebt. Hier kann es bereits Glaubenssätze und Prägungen gegenüber Männern entwickeln.

Auch bei Sätzen, die mit „du" formuliert werden, kann es passieren, dass das Kind sich angesprochen fühlt und das Gesprochene auf sich bezieht.

Gespräche mit meiner Mutter

Nachdem ich mich mit diesem Thema beschäftigt habe, fragte ich meine Mutter, ob ich aus Liebe entstanden sei. Sie beantwortete das zwar erstmal mit Ja, erzählte mir aber im Anschluss, dass mein Vater damals zu ihr sagte: „Wenn du ein Kind möchtest, mache ich dir eines, aber du kümmerst dich darum."

Dieser Satz erklärt einiges: Die Aussage meiner Mutter: „Mach dich niemals von einem Mann abhängig" und die Aussage meines Vaters können zusammen eine weitere Erklärung für meine gescheiterten Partnerschaften der letzten Jahre sein.

Nach dem Gespräch mit meiner Mutter habe ich die letzten Jahre Revue passieren lassen und dabei festgestellt, dass ich so gut wie keine Partnerschaft auf Augenhöhe geführt habe. Die meisten Partnerschaften waren eher wie in eine Hierarchie. Natürlich nicht gleich von Anfang an, aber nach einer gewissen Zeit schlüpfte ich in eine Mutterrolle und übernahm das Zepter. Dadurch habe ich mich dem Partner überlegen gefühlt.

In den ganzen Jahren hatte ich zwei Partnerschaften, die anders verlaufen sind. Von beiden habe ich Ihnen in den vorherigen Kapiteln berichtet. Die eine Partnerschaft war auf Augenhöhe und wir haben uns respektvoll behandelt. Die andere Partnerschaft war die einzige, in der ich mich selbst untergeordnet habe. Der Grund dafür war, dass ich mich mit dem Thema Spiritualität nicht auskannte und er mir hier überlegen war. Bei allen anderen, alltäglichen Dingen fühlte ich mich wieder übergeordnet, und das sind keine guten Grundlagen für eine Partnerschaft. Dies stellt keine bedingungslose Liebe dar und ist aus meiner heutigen Sicht eine krankhafte Partnerschaft, die nichts mit Liebe zu tun hat.

Weitere Prägungen in der Schwangerschaft

In der Schwangerschaft können auch Gefühle wie Einsamkeit, Geldsorgen und in diesem Zusammenhang auch die Sorge, dem Kind nichts bieten zu können, sehr prägend sein. Auch wenn die Eltern sich sehr auf ein Geschlecht versteifen und bei der Geburt oder wenn sie erfahren, dass es doch ein anderes Geschlecht wird, enttäuscht sind, kann dies zu einer Prägung führen. Ein

Beispiel dafür ist, wenn ein Mädchen sich kleidet wie ein Junge und sich auch dementsprechend verhält.

Wenn die Eltern überlegen, das Kind abzutreiben, ist das für das Kind im Bauch eine Tragödie und kann das Vertrauen nicht nur zu Vater und Mutter zerstören, sondern auch das allgemeine Vertrauen in die Menschheit beeinflussen. Infolgedessen kann es zu Problemen kommen, sich jemandem hinzugeben und Selbstvertrauen zu haben. Diese Menschen bleiben lieber für sich und sind eher unauffällig.

Auch wenn die Eltern sehr ängstliche Menschen sind, können sie dem Kind diese Prägung weitergeben.

Zwillinge

Wussten Sie, dass ungefähr 10 bis 20 Prozent von uns in den ersten Wochen und manchmal sogar Monaten nicht allein im Mutterleib waren?

Viele Menschen hatten einen Zwilling. Die betroffenen Personen wissen oft nichts davon, dass sie eine Schwester oder einen Bruder hatten. Diese Prägung kann trotzdem auf ihr Leben übertragen werden. Hier finden wir oft *Trennungskonflikte*, *Verlust- oder Todesangstkonflikte* vor. Wenn Sie in diesem Bereich überempfindlich reagieren, sollten Sie einen verlorenen Zwilling in Betracht ziehen.

Prägungen während der Geburt

Die Einstellung, mit der die Mutter an die Geburt herangeht, hat ebenfalls großen Einfluss auf das Kind. Hierbei lernt das Neugeborene zukünftig mit Prüfungen, Arbeitsaufgaben und anderen Herausforderungen umzugehen. Hebammen und Ärzte sollen dabei helfen, damit das Baby „durchkommt“ (Geburtskanal). Später sind die Lehrer dann dafür verantwortlich, dem Kind durch die Prüfungen zu helfen.

Der Lehrer hat beim Kind einen ähnlichen Status wie die Geburtshelfer – ob positiv oder negativ. Die Geburt des Kindes ist die erste große Herausforderung in seinem Leben. Hat die Mutter beispielsweise Angst vor der Geburt, kann dies zu Prüfungsangst beim Kind führen. Ein Kaiserschnitt kann das Gefühl vermitteln, dass das Kind ohne fremde Hilfe die Prüfung nicht schafft. Die Folge ist, dass die Eltern dem Kind beim Lernen helfen oder einen Nachhilfelehrer engagieren müssen. Eine normale Geburt dagegen bestärkt das Kind in der Auffassung, dass es alles schaffen kann, was es sich in seinem Leben vorstellt.

Das Liebeshormon Oxytocin wird nur bei der natürlichen Geburt in ausreichendem Maße freigesetzt. Bei Kaiserschnittgeborenen kann es daher zu verschiedenen Erkrankungen (Depressionen, Atemwegserkrankungen oder Ähnlichem) kommen.

Durch Ausschüttung von Kortison über die Nebennieren entscheidet das Kind den Geburtszeitpunkt. Wird die Geburt aber künstlich eingeleitet (oft aus krankenhausorganisatorischen Gründen), kann es passieren, dass das Kind im späteren Leben Schwierigkeiten hat, Entscheidungen zu treffen. Unterschiedliche Verhaltensmuster können speziell durch die Geburtsumstände erklärt und gelöst werden.

Beispiel:
Eine Kaiserschnittgeburt artet in einer völligen „Schweinerei“ aus – die Folge kann sein, dass das Kind beim Essen auch immer eine „Schweinerei“ anrichtet.
Therapieansatz:
Erklären Sie Ihrem Kind, dass es ab jetzt normal essen kann, wie die Eltern auch. Meistens reicht das schon aus, um diese Prägung aufzulösen.

Fazit:
Schwangere sollten sich eine vertrauenswürdige Hebamme mit viel Liebe und Einfühlungsvermögen sowie einen guten Platz für die Geburt suchen. Sie sollten alle Hilfe annehmen und in völliger Liebe und Vertrauen dem Leben gegenüber sein.

Prägungen während der ersten Lebensjahre
Die wichtigste Zeit für unsere Kinder sind die ersten Lebensjahre. Hier entwickeln sich die meisten Prägungen und Glaubenssätze. Allem voran spielen aber natürlich Prägungen aus Vorleben, der Ahnen, der Zeugung, Schwangerschaft und die Umstände der Geburt eine entscheidende Rolle.

Das Überleben nach der Geburt ist keine Selbstverständlichkeit. Denn ohne Liebe in Form von Zuwendung, Wärme und Nahrung sterben die Kinder. Wenn ein Kind zu wenig Liebe bekommt, entwickelt es automatisch eine Strategie, um mehr Aufmerksamkeit und Liebe zu erlangen. Ein Kind lernt so zum Beispiel, wenn es schreit und die Mutter nicht sofort kommt, muss es nur weiter schreien, denn spätestens dann kommt die Mutter.

Beispiel:
1. Wenn ein Kind in die Kinderkrippe oder zur Tagesmutter geht, ist die Mutter weg. Wenn es dann schreit und einen Aufstand macht, wird es häufig von der Tante, Oma oder dem Papa abgeholt. Das ist aber nur halb so gut, es möchte ja zu seiner Mutter. Als das Kind jedoch in der Kinderkrippe hingefallen ist und sich verletzt hat, kam die Mutter und fuhr mit ihm zum Arzt. Danach war es einige Tage mit der Mutter zuhause und diese hat sich liebevoll um das Kind gekümmert. Das Kind speichert sich in dem Moment ab, dass Mama für es da ist, wenn es sich verletzt.
Das Wichtigste für jedes Kind ist es, geliebt zu werden. Dafür nimmt es auch Schmerzen in Kauf, weil die Liebe der Mutter wichtiger ist. Ergebnis: Leiden, sich wehtun, krank und bedürftig sein, um geliebt zu werden.

2.Wenn ich meine Hausaufgaben mache, loben mich alle. Das ist schön.
Ergebnis: Fleißig, pflichtbewusst sein, um geliebt zu werden.

3. Wenn ich meine Hausaufgaben nicht schaffe, kommt Papa und lernt mit mir. Ich muss in der Schule schlecht sein, denn dann kommt Papa und hilft mit. Er schimpft zwar oft, aber ich habe ihn bei mir.
Ergebnis: Versagen, um geliebt zu werden.

Wonach wir alle streben, ob Kind, Teenager oder Erwachsener, ist die Liebe. Und es kommt immer auf unsere Prägung an, was wir tun, um Liebe zu erhalten.

Was eine solche Prägung auslösen kann, zeigt folgendes Beispiel:
Eine 50 Jahre alte Frau reagiert seit Ewigkeiten heftig mit Verstopfungen, wenn sie Möhren isst. Ihre Mutter hat das gleiche „Problem“: Verstopfungen nach dem Verzehr von Möhren. Die Frau fühlt sich ihrer Mutter sehr verbunden, ganz nach dem Motto: „Wenn es dir mit Möhren schlecht geht, soll es mir damit auch schlecht gehen.“

Als diese Verbindung erkannt wird, sagt die 50 Jahre alte Frau zu sich: „Das Möhren-Verstopfungsthema gehört allein zu meiner Mutter. Dies hat nichts mit mir zu tun und ich gebe es ihr vollständig zurück.“ Am gleichen Tag isst sie eine kleine Menge Möhren und hat keine Verstopfung mehr. Am nächsten Tag isst sie nach Herzenslust einen ganzen Teller Möhrensuppe und sie ist geheilt.

Das Wichtigste ist, dass Sie „Ja“ zu Ihrem Kind und zum Leben sagen, in voller Liebe, Geborgenheit und Vertrauen in das Leben – so erhält Ihr Kind den besten Start, den Sie ihm ermöglichen können: „Kleines, du bist willkommen. Ich vertraue darauf, dass dein Kommen das Allerbeste für mich und uns sein wird.“

Das Schlimmste für ein Kind – und später auch für einen Erwachsenen – ist das Gefühl, unerwünscht zu sein. Wenn so eine Prägung vorhanden ist, kann es schwer sein, diese wieder loszulassen und in Liebe und Vertrauen umzuwandeln. Dies ist definitiv möglich!

Das wichtigste Gesundheitselixier besteht aus **Liebe, Vertrauen und Geborgenheit.** Bedingungslose Liebe zu Gott, seinen Helfern, dem Kind, dem Partner, der Familie und zum Leben. Sagen Sie Ja zum Leben und der Liebe.

Die Liebe kann alle Wunden heilen.

Wenn wir die Germanische Heilkunde® mit Liebe, Gottverbundenheit, Freude, Mitgefühl und Dankbarkeit empfangen, kann diese zu etwas ganz Großem werden.

Feinstoffliche Welt

Ich weiß, dass dieses Thema ebenfalls schwierig ist. Viele nennen es Spinnerei oder Hokuspokus. Ich kann Ihnen aus eigener Erfahrung sagen, dass ich definitiv daran glaube und am eigenen Leib schon mit feinstofflichen Wesen in Kontakt kam.

Kinder und Tiere (Hunde, Katzen, Pferde) sind offen für die feinstoffliche Welt und spüren sie viel stärker als wir Erwachsenen. Unter den Erwachsenen gibt es nur wenige, die die feinstofflichen Wesen spüren, sehen und mit ihnen kommunizieren können. Kinder nehmen diese Welt noch viel mehr wahr, weil sie der Natur und der Seelenwelt noch viel näher sind, als im erwachsenen Alter.

Einer der bekanntesten Experten auf diesem Gebiet ist Anton Styger. Er beschreibt die feinstoffliche Welt als reges Treiben und eine unglaubliche Vielfalt unterschiedlicher Wesen mit intensiver Wechsel-beziehung zu Pflanzen, Tieren und uns Menschen. Viele suchen ihn auf, um seelische oder körperliche Leiden aufzulösen oder einen Spuk im Haus loszuwerden. Dabei findet er zum Beispiel verstorbene Angehörige, die die Lebenden belästigen oder sogar besetzen. Kinder spüren ehemalige, verstorbene Hausbesitzer und können oft deshalb nicht schlafen.

In meinem Fall war es so, dass meine verstorbenen Verwandten alles darangesetzt haben, dass ich mein Haus nicht verkauft bekam. Sogar meine Maklerin sagte eines Tages zu mir, solche kuriosen Situationen hätte sie in ihrer Karriere noch nie erlebt. Irgendwann war mir klar, was es nur noch sein konnte.

Eines Tages stieß ich auf Anton Styger und schaute mir auf YouTube ein Seminar von ihm an. Darin berichtet er über verschiedene Erfahrungen. Am Ende seines Seminars spricht er ein Ablöseritual. Dabei geht es darum, sich von negativen Fremdenergien zu befreien. Er erklärt auch, dass dieses Ritual gesprochen werden kann, wenn die Vermutung besteht, dass ein Haus oder eine Wohnung festgehalten wird.

Im Folgenden werde ich Ihnen ein paar Ausschnitte dieses 20-minütigen Gebets/Rituals zeigen.

Zuerst erklärt Herr Styger, dass wir unserem Körper klar machen müssen, dass wir der Chef sind, und das im Guten. Nicht unser Körper erteilt uns „Befehle“, sondern er muss auf uns hören. Schauen Sie innerlich in eine Kerze, die flackert – lebendiges Licht.

„Ich rufe dich, großer Schöpfergott, Urquelle von allem, und dich, lieber Heiland Jesus Christus, in mein Herz, in meine Seele. Komm bitte zu mir, deinem Erdenkind. Ich rufe dich und ich danke dir, dass du mir beistehst, meine Probleme so schnell wie möglich zu lösen, an denen ich leide und keine Kenntnis davon habe, was es ist [...] jetzt alles Fremde aus meinem Körpergeist von meiner Seele zu entfernen. Ich selbst will frei sein, als Mensch, und meine Seele von fremden Energien, von Abfällen von Verstorbenen oder von negativen Wesen [...] so bitte ich und danke dir dafür, schneide mit deinem Feuerschwert rund um mich herum alle Befehlslinien ab, die von außen auf mich eindringen [...] so schneide ich mit deiner Hilfe von oben bis unten alles ab. Ich nehme das Feuerschwert in die Hand und mache ‚Ratsch' [...]" (Quelle: YouTube - Anton Styger: „Befreiung von negativen Fremdenergien")

Fazit

Nicht alle Konflikte, die wir oder unsere Kinder haben, sind unsere eigenen. Wenn Sie sehr sensibel auf ein Thema reagieren, schauen Sie sich dieses näher an und hinterfragen Sie es. Lernen Sie, in Liebe und Vertrauen zu leben, verzeihen Sie Vergangenes und seien Sie offen für Ihre inneren Konflikte, um diese zu lösen und zu heilen.

Zu merken, dass es noch Konflikte gibt, die gelöst werden möchten, ist keine Schande oder Schwäche. Im Gegenteil, es zeigt große Stärke, wenn Sie das bemerken und zugeben und sich dann gegebenenfalls Hilfe suchen. Manchmal hilft schon ein Perspektivenwechsel, um Licht ins Dunkel zu bringen.

Übungen - Reflexion

Erste Übung

Schreiben Sie auf, was Sie in diesem Kapitel gelernt haben.

Zweite Übung

Was gibt es bei Ihnen, das Sie von anderen Familienmitgliedern übernommen haben könnten?

Dritte Übung

Trennen Sie sich von den übernommenen Konflikten. Sagen Sie sich, es sei nicht Ihre Sorge oder Ihr Problem und geben Sie es dem Verwandten zurück. Geben Sie sich selbst die Chance, offen für dieses Thema zu sein, um heilen zu können.

11. Allergien/Schienen

In diesem Kapitel möchte ich mit Ihnen über Allergien und Unverträglichkeiten sprechen. In der Germanischen Heilkunde® werden diese „Schienen“ genannt. Ich werde Ihnen erklären, wie solche Schienen entstehen und welche Signale unser Körper uns damit senden möchte. Am Ende des Kapitels können Sie Allergien und Unverträglichkeiten besser verstehen und im besten Fall auflösen.

Pollenallergie

Mein Sohn ist 16 Jahre alt und hat seit seinem 6. Lebensjahr mit einer Pollenallergie zu kämpfen. Seit diese zum ersten Mal aufgetreten ist, wurden die Symptome immer schlimmer. Jedes Jahr bekam er andere Medikamente verschrieben, weil das vorherige nicht mehr half.

Seine Nasenschleimhäute waren so ausgetrocknet, dass er fast täglich Nasenbluten hatte, und das auch in der Nacht. Er konnte teilweise kaum aus den Augen sehen. Der Sommer war für ihn eine unschöne Jahreszeit. Laut Allergietest war er auf fast alle Pollen allergisch. Das heißt, die Symptome begannen bei ihm schon im Frühjahr, blieben über den ganzen Sommer und bis in den Herbst hinein bestehen. Ich dachte mehrere Jahre darüber nach, ihn desensibilisieren zu lassen. Dies ist in der Schulmedizin eine Methode, den Körper langsam an das Allergen zu gewöhnen, um die Symptome somit zu minimieren. Heute bin ich aber froh, dass ich es nicht getan habe.

Nach dem letzten Allergietest empfahl der Arzt eine Desensibilisierung. Er erklärte mir, dass es eine langjährige Sache werden würde, weil mein Sohn auf so viele Pflanzen reagiere. Er könnte nicht für alle gleichzeitig desensibilisiert werden. Mein Sohn hätte über einen längeren Zeitraum immer wieder Spritzen bekommen. Mein Sohn hasst Spritzen, deshalb nahm ich Abstand davon und fing an, mich anderweitig zu erkundigen.

Kurz nach dem Arzttermin wurde ich auf die Germanische Heilkunde® aufmerksam und war in vielerlei Hinsicht glücklich darüber. Wie ich Ihnen auch schon in den vorherigen Kapiteln gesagt habe, bin ich froh, dass mein Sohn offen für anderweitige Heilmethoden ist. Als ich Kenntnis darüber hatte, wie Pollenallergien entstehen und wie man sie auflösen kann, suchte ich sofort das Gespräch mit ihm. Ich erklärte ihm, wie eine Allergie entsteht, und wir fingen an, gemeinsam darüber nachzudenken, was bei ihm der Auslöser gewesen sein könnte.

Glauben Sie mir, es war definitiv nicht einfach, den „Startzeitpunkt" der Allergie zu ermitteln, weil er schon so viele Jahre zurück lag. Wir konnten uns kaum noch an damals erinnern. Über drei Monate lang sprachen wir immer wieder darüber und hatten einige Vermutungen. Schließlich erinnerte ich mich durch einen „Zufall" an eine bestimmte Situation und sprach ihn darauf an.

Mein Sohn hatte so gut wie nie Kontakt zu seinem Vater. Im ersten Lebensjahr bestand sporadischer Kontakt mit ihm, danach nicht mehr. Mein Sohn ging mit sechs Jahren in einen Hort und ein Erzieher, der eine ähnliche Familiengeschichte mit seinem Vater erlebt hatte, legte mir ans Herz, doch noch einmal zu versuchen, mit dem Vater Kontakt aufzunehmen. Wir alle merkten meinem Sohn an, dass ihm der Vater fehlte.

Daraufhin schrieb ich seinen Vater über Facebook an. Ich bat ihn darum, nur in sein Leben zu kommen, wenn er diesmal bliebe, weil er sonst noch mehr Schaden anrichten würde. Er sicherte mir zu, dass er es diesmal wirklich ernst meinte. Daraufhin stellte ich den Kontakt langsam her. Erst telefonierten sie, dann sprachen sie über Skype. Wir beschlossen auch, dass wir uns in Stuttgart treffen könnten, damit die beiden Gelegenheit hätten, sich persönlich kennenzulernen. Dazu kam es aber nie.

Nach ein paar Wochen wollte mein Sohn an einem Abend nicht so lange skypen, weil er vor dem Schlafengehen seine Serie schauen wollte. Danach meldete sein Vater sich nicht mehr. Mein Sohn gab sich die Schuld an dieser Situation. Für ihn war es eine hochakut-dramatische Erfahrung. Er dachte, dass sein Vater nicht mehr mit ihm sprechen wollte, weil er an diesem Tag früher aufgelegt hatte. Dies passierte im Sommer. Wir wohnten zu diesem Zeitpunkt in einer kleinen Wohnung und hatten die Balkontür immer offen. So konnte der Pollenflug, die Sonne und das Vogelgezwitscher unterbewusst gespeichert werden. Ich denke, dass dadurch dieser Konflikt entstanden ist. Die Symptome zeigten einen *visuellen Trennungskonflikt (Auge) und Stinkekonflikt (Nase).*

- Mein Sohn konnte seinen Vater nicht mehr über Skype sehen – Auge – *visueller Trennungskonflikt*

- kein Kontakt mehr – Nase – Lage nicht einschätzen können, weil keine „Witterung“ aufnehmen können / ihm hat die Situation „gestunken“ – *Stinkekonflikt*
- Nasenbluten bei Kindern – Zweifel des Kindes an der Familienzugehörigkeit; durch das Bluten wird diese sozusagen „überprüft“

Als ich meinem Sohn sagte, dass ich vermute, dass diese Situation der Auslöser war, wies er das erst einmal von sich. Er meinte, er sei mit der Situation durch. Er blockte erstmal komplett ab. Ich bat ihn daraufhin, die Idee sacken zu lassen. Ich wollte schauen, was passiert.

Wichtig war – und das besprach ich auch mit meinem Sohn –, dass er zu diesem Zeitpunkt seine Medikamente absetzte. Dadurch, dass sie ihm nicht halfen, war das nicht so dramatisch. Nach diesem Gespräch dachte ich ehrlich gesagt nicht mehr an die Allergie.

Ein paar Wochen später stellte ich fest, dass er gar keine Symptome mehr hatte. Als mir diese Erkenntnis kam, sprach ich meinen Sohn darauf an und fragte ihn, ob ihm etwas aufgefallen sei. Er überlegte und überlegte. Irgendwann sagte er erfreut: „Meine Allergie ist weg!“ Wir waren beide so überrascht und gleichzeitig so voller Freude!

Bis zu diesem Zeitpunkt konnte ich „nur“ meine Krankheiten durch die Germanische Heilkunde® erklären. Dies war für mich ein kleiner Durchbruch, und von da an war ich vollends überzeugt, dass die Germanische Heilkunde® einfach stimmen muss.

Die Heilung der Allergie meines Sohnes war für mich der größte Beweis dafür, dass die 5 biologischen Naturgesetze stimmen müssen. Ich habe keine Worte dafür, wie wir uns in diesem Moment gefühlt haben. Nach acht Jahren endlich frei von der Pollenallergie! Das Herumschniefen, Nasenbluten, die geschwollenen, roten Augen und sein Gejammer waren einfach weg!

Mit dieser Erfahrung wuchs auch meine Neugier.

Wie also laufen Allergien/Schienen ab?

Auch hier liegt eine hochakut-dramatische Situation zugrunde. Ein Konflikt passiert und im Hintergrund speichert unser Unterbewusstsein Zusammenhänge ab. Wenn wir diesen Dingen, beispielsweise Pollenflug, Sonnenschein, Vogelgezwitscher, Hausstaub, Tierhaaren oder Lebensmitteln ausgesetzt sind, möchte unser Körper uns mit den Symptomen warnen.

Beispiel meines Sohnes:

- hochakut-dramatisch war, dass der Vater sich nicht mehr gemeldet hat
- unbewusst wurden daraufhin der Sonnenschein, die Pollen, das Vogelgezwitscher abgespeichert und im Folgejahr, als dann die Umstände (Sommer, Pollen, Vögel) wieder anfingen, erinnerte sein Körper sich daran. „Oh-oh, als diese Faktoren letztes Mal zusammenkamen, passierte etwas ganz Schlimmes. Die Situation hat mir weh getan und mir ging es schlecht.“ Also fingen die „Warnsignale“(Symptome) an.

Zweites Beispiel

Ein Mann mag eine bestimmte Frau sehr gerne. Eines Mittags geht er im Park spazieren. Dort sieht er diese Frau mit einem anderen Mann. Die Situation ist für ihn hochakut-dramatisch. Ihm „stinkt" es, dass die Frau mit einem anderen Mann im Park ist. Darüber hinaus ist es auch ein *visueller Trennungskonflikt,* weil er dies mit den Augen gesehen hat. Auch hier werden unbewusst die Umstände (Blumen blühen, Pollen fliegen, Vögel zwitschern) abgespeichert. Im Folgejahr bekommt er dann eine Pollenallergie.

Wichtig ist hier zu beachten, dass es eine wirklich hochakut-dramatische, isolative und auf dem falschen Fuß erwischte Situation sein muss, die so eine Schiene auslösen kann. Auch hier kommt es immer auf unser Empfinden in der jeweiligen Situation an.

Drittes Beispiel

Zwei Geschwister, ein Junge, und ein Mädchen, spielen im Sommer auf einem blumigen Hügel. Sie rollen sich immer wieder den Hügel abwärts. Eines Mittags erlaubt sich die Schwester einen Spaß und schubst den kleineren Bruder den Hügel hinunter. Er erschreckt sich in diesem Moment total, ist wütend und fühlt sich der Schwester unterlegen. Im Folgejahr hat er Heuschnupfen.

Dieses und das nächste Beispiel stammen aus dem Film über die 5 biologischen Naturgesetze auf YouTube. (https://www.youtube.com/watch?v=Dv0LjabBQnk)

Der Therapieansatz war hier:
Im Erwachsenenalter lernt der Mann die 5 biologischen Naturgesetze kennen. Er kann von seiner Schwester nicht mehr geschubst werden, da er ihr heute körperlich überlegen ist. Also kann diese Situation nicht mehr passieren und die Heilung tritt ein.

Herpes am Mund
Ein Mann bekommt immer, wenn er außerhalb seines Zuhauses Süßigkeiten isst, Herpes am Mund. Auslöser dafür war, dass seine Eltern ihm immer wieder sagten, dass er keine Süßigkeiten von Fremden annehmen solle, sonst passiere etwas Schlimmes. Die fremde Person könnte ihn nicht nur mit Süßigkeiten anlocken, sondern auch entführen. Mit so einer Aussage haben seine Eltern ihm nicht nur große Angst gemacht, sondern sie hat sich sogar zu einer Schiene entwickelt. Hierbei entstand der Glaubenssatz: „Wenn ich von Fremden Süßigkeiten nehme, werde ich von meinen Eltern getrennt, und das möchte ich nicht“ – *Trennungskonflikt* (auf die Lippe, den Mund oder die Zunge bezogen).

Diese Schiene kann sich bis ins Erwachsenenalter ziehen. Erst durch Kenntnis dieser Zusammenhänge kann der Konflikt gelöst werden.

Therapieansatz
„Ich bin heute erwachsen, mir kann nichts mehr passieren, wenn ich bei ‚Fremden‘ Süßigkeiten esse. Meine Eltern wollten mich zu schützen. Das ist in Ordnung, Heute bin ich erwachsen und kann mich

wehren, wenn mich ein Fremder entführen will." Danach ist die Schiene gelöst.

Zusätzlich zur Pollenallergie kann beispielsweise auch eine Sonnenempfindlichkeit/-allergie entstehen – *Trennungskonflikt* (auf die Haut bezogen). Der Grund hierfür ist, dass im Sommer nicht nur Pollen fliegen, sondern auch die Sonne scheint, und diesen Zusammenhang kann unser Unterbewusstsein ebenfalls als Warnsignal abspeichern.

Dasselbe kann auch bei Lebensmitteln passieren.

Beispiel: Nussallergie

Wenn wir eine hochakut-dramatische, isolative und auf dem falschen Fuß erwischte Situation erleben und beispielsweise zu diesem Zeitpunkt Nüsse essen oder gegessen haben, speichert der Körper auch das unbewusst ab. Jedes Mal, wenn wir mit Nüssen in Kontakt kommen, werden diese Warnsignale abgespielt und die Allergie entsteht, also ist die Schiene geschaffen.

Ein Professor für Allergologie erklärte es ganz einfach, nachdem er die Zusammenhänge verstanden hatte:

„Wenn du ein DHS (Dirk-Hamer-Syndrom) mit einem biologischen *Trennungskonflikt* beim Abschied erleidest und es läuft gerade eine Kuh vorbei, dann hast du anschließend eine ‚Kuh-Allergie'. Hast du gerade in eine Apfelsine gebissen, dann kriegst du eine ‚Apfelsinen-Allergie'.

Der Sinn hinter dem Ganzen ist, dass Allergien Warnsignale unseres Körpers sind. Er sagt uns: „Sei vorsichtig, letztes Mal wurdest du auf dem falschen Fuß erwischt!“

Auch in der Tierwelt sind Allergien nach dem Verständnis der Germanischen Heilkunde® überlebensnotwendig. Tiere haben keine abschließbare Wohnung, kein Bett, keinen Kühlschrank und kein Telefon. Sie müssen Tag und Nacht auf der Hut sein, um vor verschiedenen Feinden, Räubern und Konkurrenten flüchten zu können. Wenn ein Tier ein DHS erlitten hat, weil es Warnsignale von anderen Tieren nicht mitbekommen hat, wird dieser Umstand im Unterbewusstsein abgespeichert. So wird eine Schiene geschaffen, damit ihm dies nicht noch einmal passiert. Ganz nach dem Motto: „Vorsicht, damals waren … Warnsignale und kurz darauf ist … passiert!“

Wichtig zu verstehen ist, dass Schienen keine wiederkehrenden Konflikte brauchen, um abzulaufen. Ein einziger Konflikt reicht aus. In diesem Moment des DHS werden alle Begleitumstände im Unterbewusstsein abgespeichert, also alles, was wir sehen, hören und riechen können. Dazu gehören beispielsweise Gerüche, Musik, Farben, Gedanken, Personen, Gegenstände, Geräusche und Temperaturen. Wird einer dieser Begleitumstände wahrgenommen, startet das DHS sofort erneut.

Rezidive, hängende Konflikte und Schienen

Der Unterschied zwischen diesen drei genannten Konfliktarten ist folgender:

Wiederkehrende Konflikte (rezidiver – mehrphasiger Verlauf):
Hier ist es so, dass wir einen Konflikt erleiden, in die Reparaturphase gehen, eine Heilungskrise haben und in die zweite Reparaturphase kommen. Dann geht der Körper erst einmal in den gesunden Zustand (Normotonie) zurück. Ein ganz normaler Ablauf bis hierher.

Nach einer kurzen oder längeren Pause fängt dieser ganze Prozess wieder von vorne an, ähnlich wie bei einer Schallplatte, die hängen geblieben ist. Auslöser sind entweder eine Wiederholung des Konfliktes oder Konfliktschienen.

Die meisten Konflikte, die wir im Alltag erleiden, sind keine neuen Konflikte, sondern Rezidive oder Schienen. Das sind jene Beschwerden und Symptome, die wir immer wieder bekommen und wo im Vorfeld nicht unbedingt ein ernstzunehmender Konflikt passiert ist. Hier geht es beispielsweise um wiederholten Ärger am Arbeitsplatz oder Streit mit dem Partner. Darüber hinaus gibt es auch Situationen, in denen Rezidive durch Erinnerungen oder Träume ausgelöst werden können.

Hängende Konfliktaktivität:
Diese Konflikte sind sehr anstrengend, da wir dauerhaft in der konfliktaktiven Phase (Stressphase) sind und nicht in die Heilung kommen. Also kommt auch unser Körper nicht zur Ruhe

Instinktiv spielen wir den Konflikt herunter, mit Sätzen wie „Damit muss ich leben", „Es ist eben so", „Ich kann es nicht ändern" oder „So schlimm ist es gar nicht". Wenn wir solche Mechanismen (Selbstschutz) nicht hätten, würden uns diese Art Konflikte auszehren und unseren Tod bedeuten.

In der Praxis wird auch über einen hängenden Konflikt gesprochen, wenn wir nur in kurze Teillösungen oder Teilreparaturphasen gehen. Nehmen wir das Beispiel, mit der Beförderung am Arbeitsplatz, aus Kapitel 9:

Person B. bekommt die Beförderung nicht und verliert in ihren Augen den Stellenwert. Dies ist ein *Revierverlustkonflikt*, der die Herzkranzarterien betrifft. Die Person bleibt in der Firma und versucht, das Beste daraus zu machen, aber dadurch, dass sie jeden Tag an diese Situation erinnert wird, bleibt sie immer leicht konfliktaktiv. Dadurch leidet sie immer wieder an Angina Pectoris (Zeichen für aktive Herzkranzarterien).

Hängende Reparaturphase:

Bei einer hängenden Reparaturphase ist es genau umgekehrt wie bei einer hängenden konfliktaktiven Phase. Hier überwiegen die Reparaturphasen. Durch nur kurze aktive Phasen bleibt der Körper länger in der Reparaturphase. Die Heilung beginnt immer wieder von Neuem, wird aber nicht abgeschlossen. Das Gute daran ist, dass man hier nicht mehr durch die "schlimme Phase" der Heilung muss. Beispiele dafür: Warzen fallen ab, Darmentzündungen oder Neurodermitis klingen ab.

Wichtig ist hier anzumerken, dass eine normale Reparaturphase nie länger als sechs Monate dauert. Nur die Wiederherstellungsphasen von Knochen, Nierengrundgewebe, Eierstöcken und Hoden dauern neun Monate. Wenn die Symptome über einen längeren Zeitraum auftreten, ist das ein Indiz dafür, dass der Konflikt noch nicht gelöst ist.

Ich möchte noch einmal betonen, dass es wichtig ist, wie wir selbst eine Situation empfinden. Hier noch einmal zwei Beispiele, in denen der Unterschied sehr offensichtlich ist:

Baby 1: Wenn ein Baby ein Spielzeug als Nahrung (erhöhte Schleimproduktion im Hals) ansieht, dieses Spielzeug nicht bekommt und das als hochakut-dramatisch, isolativ und auf dem falschen Fuß erwischt empfindet, kann es mit der rechten Mandel darauf reagieren (*Brockenkonflikt*, nicht schlucken können). Diese Person wird in Zukunft (so lange, bis der Konflikt gelöst wird) mit einem Konflikt der rechten Mandel reagieren, wenn sie beispielsweise Geld, einen Partner oder ein Auto nicht bekommt.

Baby 2: Das andere Baby, das ein Spielzeug nicht greifen konnte, reagiert hier mit einem Selbstwerteinbruch der rechten Hand. Zukünftig wird diese Person in einer ähnlichen Situation mit Beschwerden im rechten Handgelenk reagieren.

Das erste DHS bestimmt immer, wie wir in Zukunft auf eine Situation reagieren. Wie stark allergische Reaktionen sind, ist nicht nur von dem Konflikt, unserer Reaktion und den Umständen abhängig, sondern auch von den Nierensammelrohren.

Über den *Geborgenheitskonflikt,* der mit den Nierensammelrohren zusammenhängt, haben wir schon im Kapitel 3, „Unser Bauchgefühl“, gesprochen.

Zur Erinnerung: Der Körper lagert Wasser ein. Denken Sie hier wieder an die Situation in einer Wüste. Wenn also eine Schiene abläuft und wir gleichzeitig in einem *Geborgenheitskonflikt* bezüglich der Nierensammelrohre sind, wird in der konfliktaktiven Phase Wasser eingelagert. Dadurch werden die allergischen Symptome wesentlich schlimmer ausfallen als in einer Heilungsphase oder Normotonie.

Beispiele

Bei einem Bienenstich reagieren Sie allergisch und der Arm schwillt an. Im schlimmsten Fall schwillt auch noch der Hals zu. Die übertriebene Schwellung an der Einstichstelle und das Zuschwellen des Halses wäre ein Indiz dafür, dass Sie nicht nur eine allergische Reaktion auf den Bienenstich haben, sondern auch einen Konflikt der Nierensammelrohre haben.

Wenn sich zu einer Allergie beispielsweise Histaminintoleranz gesellt, läuft ein zusätzlicher Alarmbereitschaftskonflikt ab. Hier sind unterbewusst Gedanken wie „Die Welt ist unberechenbar“ oder „Ich muss immer auf der Hut sein“ zu finden.

Histamin verstärkt Reparatursymptome. Diese befinden sich hauptsächlich an den Schleimhäuten der Nase, Augen oder dem Darm. Auch Neurodermitis (Oberhaut) wird durch Histamin verstärkt. Im Gewebe wird ein „Feuer“ (Entzündung) entfacht; dies entspricht dem

„Aggressionsfeuer" des Betroffenen, der sich gezwungen fühlt, immer auf der Hut sein zu müssen.

Wenn jemand bei einer allergischen Reaktion einen anaphylaktischen Schock erleidet, bestand Todesgefahr während des Konfliktes.

Beispiel Histaminintoleranz
Der Arbeitskollege eines Mannes ist unberechenbar und aggressiv. Er versucht dessen Wutausbrüche immer durch gutes Zureden zu neutralisieren. Während dieser Zeit entwickelt er eine Histaminintoleranz. Als der Arbeitskollege gekündigt wird, verschwinden die Symptome automatisch.

Histamin ist in unserem Körper hauptsächlich in den Mastzellen (weiße Blutkörperchen) und in den Gewebshormonen vorzufinden. Wir nehmen es aber auch durch Lebensmittel (Wein, Bier, Sekt, Essig, Käse, Oliven, Sauerkraut) auf.

Histamin wirkt bei Schienen als Verstärker, deshalb ist dieses Wissen so wichtig für Allergiker.

Auflösen von Schienen:
Zwei Methoden kommen beim Auflösen von Schienen zum Einsatz: Entweder durch Erkennen und Lösen des Urkonfliktes oder durch Erkennen des Konfliktes und der Tatsache, dass er heute nicht mehr relevant ist (wie im Beispiel mit den Süßigkeiten und dem Herpes).

Allergietests
Aus Sicht der 5 biologischen Naturgesetze sind Allergietests nicht aussagekräftig. Dafür gibt es mehrere Gründe: erstens, sie fügen uns eine Verletzung zu, die einen Folgekonflikt mit sich ziehen kann, und zweitens, je aktiver die Nierensammelrohre sind, desto größer sind die Schwellungen bei einem Allergietest.

Hierbei kommt es also nicht darauf an, ob wir auf die Substanz reagieren, sondern wie viel Wasser unser Körper zum Zeitpunkt des Allergietests eingelagert hat. Wenn wir einen Allergietest machen und dieser positiv ist, bewirkt das erst recht eine Reaktion als Sonderprogramm. Schienen verändern im Allgemeinen unser Denken, Fühlen und Handeln direkt.

Beispiel
Ein Kind verliert seine geliebte Katze.
Reaktion:
Trennungskonflikt mit der Haut – Katze nicht mehr anfassen / knuddeln können.
Witterungskonflikt = Nase – Das Kind kann die Katze auch nicht mehr riechen.
Optischer Trennungskonflikt = Auge – Die Katze kann nicht mehr angeschaut werden.

Wenn dieses Kind in einen Haushalt mit einer Katze kommt, setzen die Warnsignale ein und die Symptome treten auf. Schlimmer wird die Schiene und damit auch die Symptome dann, wenn die Katze dem verstorbenen Tier ähnlich sieht.

Fazit

Allergien, Schienen und Rezidive, egal, wie wir sie nennen, sind Warnsignale unseres Körpers. Sie sind keine Schwäche und unser Immunsystem versagt in diesem Moment auch nicht, wie die Schulmedizin es behauptet, sondern unser Körper möchte uns vor hochakut-dramatischen Situationen schützen.

Egal, welche Allergie oder Unverträglichkeit Sie haben, denken Sie an den biologischen Sinn dahinter. Die Beispiele und Erklärungen können Ihnen dabei helfen, Ihre eigenen Allergien, Rezidive oder Unverträglichkeiten zu lösen.

Allergien, Rezidive und Unverträglichkeiten brauchen keinen wiederholten Konflikt. Diese Warnsignale und die dazugehörigen Symptome laufen immer unbewusst ab, also am Verstand vorbei. Nutzen Sie das Wissen aus Kapitel 11 und setzen Sie sich nicht unnötig unter Druck, um einen Konflikt zu lösen. Wie Ihnen die Geschichte von meinem Sohn gezeigt hat, kann es manchmal auch ein paar Monate dauern, bis Sie den Ursprungskonflikt herausgefunden und gelöst haben.

Übungen - Reflexion

Erste Übung
Schreiben Sie auf, was Sie in diesem Kapitel gelernt haben.

Zweite Übung
Haben Sie eine Allergie, Unverträglichkeit oder ein rezidivierendes Symptom? Nehmen Sie sich Zeit und überlegen Sie, seit wann Sie dieses Symptom haben und welche hochakut-dramatische, isolative und auf dem falschen Fuß erwischten Situation vorher geschehen ist. Machen Sie sich Notizen dazu.

Dritte Übung

Lösen Sie den Konflikt aus Übung zwei mit Geduld und Liebe. Nehmen Sie sich eine Person zur Seite, die Sie dabei begleitet. Wenn Sie niemanden haben, der Sie begleiten kann, denken Sie immer daran, ich bin bei Ihnen und ich weiß, dass Sie es schaffen. Ich glaube an Sie, Ihre helfenden Wesen und Ihre Kraft!

Zusatz: Und was jetzt?

„Teile dein Wissen mit anderen. Dies ist eine gute Möglichkeit, Unsterblichkeit zu erlangen.“
Dalai Lama

Als Allererstes möchte ich Ihnen sagen, dass ich stolz auf Sie bin. Sie haben dieses Buch bis hierher gelesen, und das sagt einiges über Sie aus!

Als Zweites möchte ich Ihnen von ganzen Herzen danken. Danke, dass Sie diesem Buch die Chance gegeben haben, Ihnen eine andere Sicht zu zeigen!

Als Drittes freue ich mich für Sie. Ich bin mir sicher, dass Sie Ihr neues Wissen für sich und Ihre Liebsten sinnvoll einsetzen werden.

Sie kennen jetzt eine andere und wahrscheinlich neue Sicht auf Ihren Körper. Nutzen Sie dieses Wissen bewusst. Und denken Sie daran, es ist Ihr Empfinden, was ausschlaggebend ist. Sprechen Sie offen mit anderen Menschen darüber. Sie lernen so viele Wahrheiten kennen, wenn Sie anfangen, über den Tellerrand hinauszuschauen. Die Natur ist bunt.

Wenn Sie mehr über die verschiedenen Themen aus diesem Buch erfahren möchten, finden Sie im Glossar die Bücher und Verlinkungen.

Haben Sie Fragen oder möchten Sie eine Beratung, mehr Informationen oder bezüglich der hier angesprochenen Themen auf dem Laufenden gehalten werden? Dann dürfen Sie mir gerne auf Instagram folgen, mir dort eine Nachricht schreiben oder über diese Seite zu meinem Podcast gelangen. Scannen Sie hierzu einfach den QR-Code.

Ich wünsche Ihnen ein erfülltes, spaßiges und gesundes Leben. Werden Sie zu der besten Version Ihrer selbst, die Sie sich vorstellen können!

Quellenverzeichnis

- Vermächtnis einer neuen Medizin Teil 1, ISBN: 84-930091-0-5
- Vermächtnis einer neuen Medizin Teil 2, ISBN: 84-930091-0-5
- Germanische Heilkunde®, Kurzinformation ISBN: 978-84-96127-53-1
- Wissenschaftliche Tabelle der germanischen neuen Medizin®, ISBN: 978-84-96127-25-8
- Warum Gedanken stärker sind als Medizin, ISBN: 978-3-328-10130-7
- MMS: Der Durchbruch, ISBN: 978-3-981-40987-1How
- Die 5 biologischen Naturgesetze von Dr. Hamer – Die Dokumentation: https://www.youtube.com/watch?v=Dv0LjabBQnk
- Die seelischen Ursachen der Krankheiten, ISBN: 978-385052299-1
- Strukturen des Sports in Deutschland: https://sport-nachgedacht.de/wiss_beitrag/strukturen-des-sports-in-deutschland-ii/
- Die 5 umsatzstärksten Branchen in Deutschland: https://www.ig.com/de/trading-strategien/umsatzstaerkste-branchen-in-deutschland-190312

- Maus-Experiment: https://academic.oup.com/eep/article/4/2/dvy023/5133241
- Anton Styger: https://www.youtube.com/watch?v=0Fhhc0AvF5w
- How not to die, ISBN: 978-3-946566-12-0
- Film: The Secret aus dem Jahr 2006
- Studie Schweizer Bund https://www.swissveg.ch/giftstoffe?language=de https://www.blv.admin.ch/blv/de/home/lebensmittel-und-ernaehrung/lebensmittelsicherheit/stoffe-im-fokus/kontaminanten/dioxine-und-polychlorierte-biphenyle.html

Danksagung

So ein bedeutungsvolles Buch zu schreiben, gelingt immer dann, wenn mehrere wunderbare Menschen im Einklang zusammenfließen. Ich bedanke mich bei allen Menschen, die jemals in mein Leben getreten sind. Ohne euch wäre ich heute eine andere Person. Jeder hat zu meiner Person beigetragen, also auch zu diesem Buch. Wenn ich sie alle aufliste, würde das den Rahmen dieses Buches sprengen. Dennoch möchte ich ein paar Namen nennen.

Ilona K., danke, dass du immer an mich und dieses Buch geglaubt hast. Danke, dass du mir geholfen hast, dieses Werk auf Papier zu bringen.

Janet B., danke, dass auch du mich bei meinem Weg, dieses Buch entstehen zu lassen, unterstützt hast.

Danke an meine Eltern, ohne euch, wäre ich heute nicht hier.

Ein besonderer Dank geht an meinen wundervollen Sohn. Du bist das größte und schönste Geschenk. Ohne dich wäre ich niemals dort, wo ich heute bin, und dafür danke ich dir. Ich bin froh und stolz, deine Mutter zu sein. Du kannst alles in deinem Leben erreichen. Glaube an dich, ich tue es auf jeden Fall!